精神分析と
ナチズム

フロイト・反ユダヤ主義・ホロコースト

小俣和一郎 著

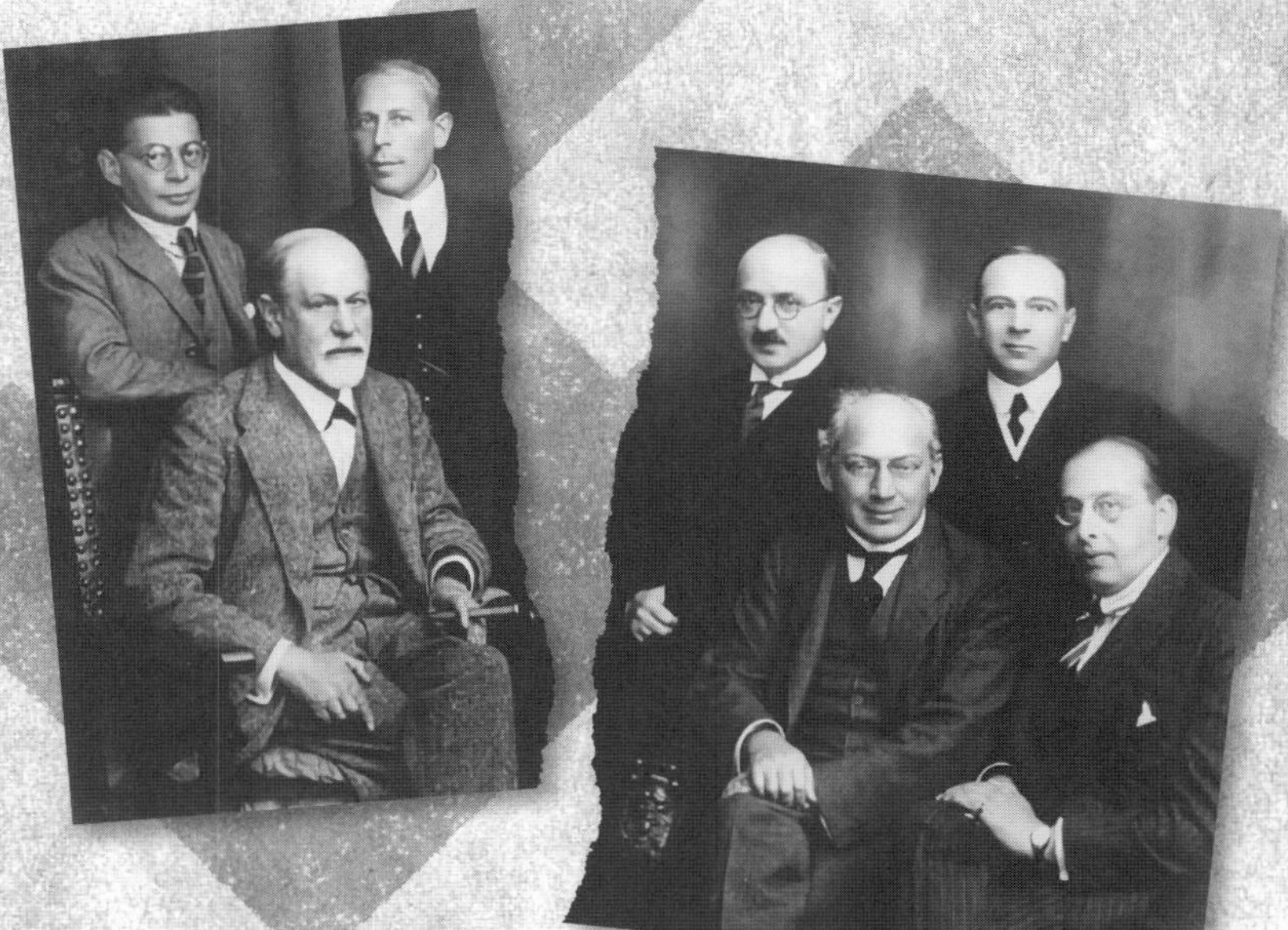

誠信書房

まえがき

――今日でも、フロイトは依然として謎めいた人間だ。
（EH・カー、1961）[*1]

これは精神分析の開祖フロイトの伝記でも評伝でもない。そうした書籍は、今日では山のようにある。その多くはフロイトに近しい関係者、精神分析の研究者、精神療法家など、いってみればフロイトシンパによって書かれているので、それらの内容もまたフロイトや精神分析そのものを肯定し、終始高く評価する姿勢をもつ点で共通している。中には事実的な誤りを含むものすらある。おそらく開祖を神聖化するあまり、いや無理に神聖化しようとして、辻褄すら合わなくなってしまったような代物まで混じっている。もっとも、このような神聖化、美化、無害化などの作業は、フロイトに限らず、その人物を顕彰することで書き手も利益を得ようとするがために行われる。いわゆる人物伝の類では決して珍しいことではない。[*2]

ここで筆者が書いてみたいと思うことは、以上のような伝記などの書物が取り上げてこなかったフロイト個人の日常的・内面的な考え方や認識についてであり、とりわけその歴史認識や人種的意識などについてである。というのも、フロイト伝や精神分析史などを通覧すると、そこにはきわめて素朴かつ根本的な疑問がいくつも生じるからにほかならない。

たとえば、フロイトは自分がユダヤ人であること、また、そのことで過去にどのような不利益を被ってきたかについて公言している。にもかかわらず、彼はなぜ隣国ドイツで反ユダヤ主義を党是としたナチスが政権を握ったことに積極的な反発や抵抗を示さず、最後まで楽観的な態度をとり続けたのであろうか。ここで「最後」というのは、ナチスのオーストリア併合でついには自宅にゲシュタポが踏み込んでくるまで、という意味である。つまり、そうした切羽詰まった状態に至るまで、いや、正確にはその時点ですらなお、強く亡命を勧めた関係者の進言を積極的に聞き入れようとはしなかった。これはなぜであろうか？

この疑問は、もう少し長期的に見るのなら、フロイトは反ユダヤ主義が強く根を張っているウィーンにどのようなこだわりを抱いていたのか、なぜこの居心地の悪いはずの都市に長らく住み続けたのか、という問いにもつながる。

また、一方で精神分析運動との関わりにおいても、フロイトの態度や認識に矛盾や疑問なしとはいえない。つまり、フロイトは精神分析を反ユダヤ主義からの批判や弾圧から守ろうとして、さまざまの妥協を試みた。その最も突出した例が、ユングとの葛藤関係である。非ユダヤ人であるユングを国際精神分析学会の会長に据えようとしたフロイトは、それまでのユダヤ人分析医仲間からの強い抵抗に出会う。しかし、その抵抗に対して「精神分析運動を救うためにスイス派が必要」との口実で説得に当たる。にもかかわらず、ユングは性欲説を批判しながら離反してゆく。結果としてフロイトに近しい仲間として残った者は再びユダヤ人ばかりとなる。フロイトの危機感は強まったであろう。

そうした危機感の下でフロイトがとるのは、終始一貫した精神分析＝普遍科学との主張であった。そこでは、フロイト自身のみならず精神分析そのものの考え方や仮説すべてが科学すなわち啓蒙思想の性格をもつものと強調された。ということは、それは狭いユダヤ人仲間のあいだのユダヤ的学問なのではなく、全世界の人類に共通する普遍的な性質をもつ公正な科学であり、誰もが実証可能であるということになる。今日では、もはや精神分析＝科学説を信奉する人間はほとんどいないであろう。つまり、フロイトは精神分析や精神分析運動を守るために啓蒙の皮をかぶった――こう考えるのは穿ちすぎであろうか？　だが、精神分析に携わる人間は、今の今まで誰一人としてそのような批判を行ってはいない。それもまた不思議である。

フロイトや精神分析をめぐる疑問はまだある。今日では誰もが決まって持ち出すシューレアリスムなどの芸術解釈、文学評論、文化人類学的な考察などに際しての分析的な理解にも疑問なしとはしない。それは本来ならば数ある解釈のひとつに過ぎないのだが、あたかも定説であるかのようにくり返し取り扱われてきた。たとえば、シュールレアリスムの画家ダリの絵を前にして、そこに描かれたオブジェを無意識の産物、夢の中の象徴、などとすることで評論家の意見はほぼ一致している。いや、ダリに限らず、何か不可解なもの、現実離れしたもの、あるいは何か未知なるものに出会うとき、人は容易に精神分析流の解釈に依存しがちですらある。誤解のないように断っておけば、筆者は精神分析を全面的に否定しているのではない。そうではなく、精神分析的解釈のみに頼るのは問題だということを言いたいのである。もちろん、画家のダリ自身が精神分析に傾倒していて、その作品も自らの夢の産物であると述べていることは承知している。だからといって、ダリの作風すべてが精神分析的な基盤の上に描かれているというのも言い過ぎではないか。そこでは、フロイトだけではなく、ダリ本人の認識と芸術観すら問われることになる。また、シュールレアリスムという言葉のそもそもの由来や意味も再検討されるべきであろう。

フロイトの日常生活や考え方一般を知るうえで、彼の患っていた病気について知ることは不可欠といってよい。この点でもフロイトのいわばパトグラフィーと呼べるような論考はすでに存在している。しかし、彼の死因ともなった上顎癌についての詳しい病歴や経過、どのような医師がどのように対応していたのか、などについては意外と知られていない。また、この病の末期すなわち人生の最期に行われたモルヒネ注射をめぐっては、それがいわゆる安楽死であったのか、それとも緩和ケアであったのか、倫理的に見てどうであったのか、いまひとつはっきりしない。それは実際に誰がモルヒネ投与を行ったのか判然としないためでもある。

フロイトと日本の精神分析との関係はどうであろうか？　この点に関しては、近年になっておもに日本側の資料からの再検証が進み、日本と日本人研究者から見ての精神分析の歴史が明らかになりつつある。[*3] すなわち、日本における精神分析の紹介、導入、発展の経緯である。しかしながら、逆にフロイトの側から見たとき、日本や日本人はどう映ったのであろうか？ これは推定するしかない。なぜなら、フロイトはもはや生きてはいないし、それを語る何らかの資料も残されてはいない（あるいは見つかっていない）からである。だが、あえて推測するとすれば、どうなのであろうか？

フロイトと精神分析をめぐっては、最後にもうひとつの大きな疑問がある。それは、精神分析はなぜナチズムを批判できないのか？ という深刻な問いである。フロイト個人に限ってみれば、最初に述べたように歴史センスの問題として扱うことも可能であろう。しかし、ことはフロイト個人に限った問題ではない。それどころか、ユングに至っては、ナチズム期にむしろナチに同調するかのような反ユダヤ主義的立場の表明すら行っているのだから。

おそらく、この問題の背後には、精神分析そのものがもっているイデオロギー的価値観の問題が潜んでいるのであろう。それが具体的に何であるかについては、本文を参照してほしい。いずれにしても、精神分析とナチズムをめぐっては、ドイツを中心に戦後いくつかの重要な歴史研究もなされ、事実関係の面では再検証が大きく進んでいる。しかしその一方で、精神分析そのもののイデオロギーとナチズムのそれとの関係性についての分析は、ほとんど見られない。なぜなら、精神分析にとってナチ時代は大きなトラウマともいえる過酷な時代だったからである。

ただ、ここではあえてもう一度突き付けてみたい——精神分析はなぜナチズムを批判できないのか？　と。

もうひとつ、精神分析が抱えるかなり本質的な非倫理性という問題がある。それは精神分析のイデオロギーというよりも、その臨床的な技法に由来する。そこには、精神分析に限らず精神療法一般が、患者の物語を（少なくとも、とりあえずは）肯定して受容しなければならないという無言の前提がある。このことによって、精神療法という臨床技法には、常に現実受容的かつ肯定的な保守主義的性格が付きまとう。しかし現実は常に倫理的であるとは限らない。その典型を、われわれはナチズム犯罪、とりわけホロコーストの現場に見出す。それは例外的な戦争犯罪ではないか、という反論があるかもしれない。しかし、ホロコーストは、投降した兵士や捕虜に対する虐待や殺害などの戦争犯罪とは厳しく区別されるべき歴史事象である。それは一般市民の年齢も性別も問わずに行われた20世紀最大規模の大量殺人であり、「ナチズム犯罪」と呼ぶべきものである（したがって、その加害者は戦犯ではなく「ナチ犯罪者」）。そうした現実についての詳細は本文に譲るが、読者にはぜひとも深く考えてほしい問題でもある。

本書ではフロイトを中心とする精神分析の歴史が、主としてナチズムとの関係で取り扱われることになる。したがって、それもまたフロイトとともに精神医学史の一部として再検証されることになるのだが、以上のような記述内容を把握するうえで、ある程度の一般的な歴史背景を知っておくことが助けになるだろう。そのため、最後に補章として、おもに1920年代を中心としたヨーロッパ世界（とくにドイツおよびオーストリア）の歴史の流れを解説して理解の助けとした。

いずれにしても、本書がフロイトおよび精神分析の歴史を、より事実に即して正しく記述するきっかけともなれば幸いである。それがひいては、精神分析の歴史を含む精神医学史の読み直しにもつながるであろう。

本書に登場する外国人名の表記は、すべて原音に忠実なものとした。また、拙著『精神医学史人名辞典』[*4]に掲載のある人名は、これに従った。脚注と文献は、章ごとに章末に掲げた。最後に、精神分析とその運動の歴史を理解するうえで欠かせない事項をひとつの年表にまとめて表示した。また、ナチズム期にドイツ、オーストリア、ハンガリーから国外へ亡命した主な精神分析医のリストなどを資料として付した。

【注】

＊1　Carr, E. H. (1961). *What is history?* Macmillan.（清水幾太郎訳［1962］『歴史とは何か』岩波書店）
＊2　この問題意識については、拙著（2020）『精神医学の近現代史』（誠信書房）を参照。
＊3　西見奈子（2019）『いかにして日本の精神分析は始まったか――草創期の5人の男と患者たち』みすず書房
＊4　小俣和一郎（2013）『精神医学史人名辞典』論創社

目次

精神分析とナチズム

――フロイト・反ユダヤ主義・ホロコースト

第一章　フロイトと歴史感覚
――フロイトに歴史のセンスはあったのか？

フロイトと歴史

精神分析の生みの親とされ、臨床心理学の育ての親ともなったオーストリアの精神科開業医ジグムント・フロイト（Sigmund Freud, 1856–1939）は、当時「神経症」といわれていた患者の治療から、その背景に幼児期からの発達史（なかんずく性的な発達段階）が深く関わっていることに注目した。それは子どもが誕生して以来はじまる親兄弟とのあいだの関係上の歴史そのものであり、個人の歴史そのものといってもよい。

もっとも、フロイトが治療の途上で得た患者からの情報は、すべて患者本人の話（自由連想法という、ある意味では特殊な方法の場においての）であるから、正確には患者個人の「記憶」というべきであろう。

では、歴史と記憶はどんな関係にあるのであろうか？

歴史とは、それが一個人のものであれ、集団のものであれ、あるいは一国のものであれ、何らかの記憶に基づいている。それが文字以前のものであれば、口承、つまりは口伝によるものであり、いわゆるオーラル・ヒストリーとされるものとなる。内容にもよるが、おそらくは記憶に便であり、伝承にとっても興味をもたれうる物語の形式こそ、オーラル・ヒストリーの中核をなしていたであろう。その点では、フロイトが精神分析の理論すなわちその発達理論を組み立てるうえで土台に据えた患者の話もまた、オーラル・ヒストリーとしての物語性をもったものだったと考えられる。今日、このような患者の語りを「ナラティブ」などとカナ文字表記することが流行して、あたかも物語ることだけに治療的な意味があるような「ナラティヴセラピー」という言葉が歓迎されているようだが、はたしてそうであろうか？

フロイト自身も最晩年の著作『モーセと一神教』の中で、伝承や口承の不確かさに触れ、それらは容易に変形を被るものとし、文書による記録が出はじめるとすぐに姿を消していったと述べている。だから、フロイトは常に患者の物語をそのまま無批判に肯定していたわけではない。しかし、それでも、フロイトが患者の語る記憶（物語）をもとにして個人の歴史をとらえようと試み、そこから個人の発達段階論を構築していったことに違いはないと思われる。もちろん、フロイトは患者のみならず、自分自身の過去の記憶をも分析の対象にした。そして、患者の記憶よりも自己の記憶の方を優先的に信じようとしたことすらあった。そのひとつのエピソードが、性的トラウマ論の否定として有名な精神分析論の転回である。いや、むしろ、この転回によって精神分析が誕生したとも評価される。つまり、この転回以前には、神経症の原因は過去の性的トラウマ(外傷)体験にあると考えたのだが、フロイトは自らの幼児期の記憶などを分析して考え合わせることにより、トラウマ体験の記憶が幻想であるとした。

こうした記憶の不確かさに対するフロイト自身の考察は、きわめて的を射ている。また、個人の過去の記憶をもとに、その歴史を構成していこうとする方向性自体も、一般の歴史構成の方法と大きく隔たるものではない。

しかしながら、個人のものであるにせよ、集団のものであるにせよ、記憶というものが直ちに歴史に結びつくものではない。伝承のみならず、記録された文字資料すなわち史料もまた、多くの改変や変形を被っている。フランスの歴史家ジャック・ル・ゴフが言うように、「すべての史料はイノセントではない。」ル・ゴフに従えば、歴史家の仕事は、そうした史料を検討し比較し分析して、公正で事実に可能な限り近い叙述をなすことにある。そのためには、歴史家自らもその立場を明確にする必要があるという。こうした、いわば歴史のプロの指摘はたしかに厳しいのだが、たとえ精神医学の歴史のように、世界史という全体史から見れば医学史という部分史のそのまた部分史ともいえる歴史になると、そこには実にさまざまの、とうてい公正とはいえないような歴史叙述が、半ば書き手の主観的な立場から勝手放題に描かれているといっても過言ではない。そうした流れに歯止めをかけるためにこそ、専門の学会（日本でいえば精神医学史学会）があるはずなのだが、いい加減な精神医学史は後を絶たない。

それはともかく、フロイトの書いた個人史としての症例記述は、どれも幼児期からの発達プロセスを土台に、どのような性的トラウマがあり、それが神経症の発生にどう絡んでいるのか、症状にどのような意味があるのか、など一通りの個人史を含む病歴記述となっている。その点で、フロイトには少なくとも歴史のセンスがあったといえるだろう。もちろん、精神分析の症例に限らず、どんな精神医学的症例であっても歴史的つまり時系列的なものの見方なしに記述することはできないし、そうした記述なしに診断することもできない。それは精神医学に限らず、臨床的診断一般にとっても欠かすことのできない要素である。精神科医フロイトの場合も、そのような意味で歴史センスは必要欠くべからざるものであったし、日常の診療業務を遂行するうえからも絶対に必要なものであったといえるだろう。まして、フロイトの場合、神経症の起源すなわち根源的な病因を研究する過程で精神分析の理論を構築していったわけであるから、個人の場合といえども歴史のセンスなしにはそもそも不可能である。

では、歴史センスというものを、個人の場合から集団の場合へ、さらに国家や世界へと拡大し、人間一般の場合にまで拡大してみるとどうであろうか？　それはもはや症例記述などの個人史ではなく、人間社会の歴史であり、いわゆる世界史の領域に相当する分野での歴史センスということになる。

文化論三篇

しかし、こうなってくると、フロイトの歴史センスは相当に怪しくなってくる。その最たる例を、われわれは彼の晩年の著作に見ることができる。フロイトは１９３９年に亡命先のロンドンで上顎癌の悪化により死亡するのだが、その12年前、１９２７年に公刊された『幻想の未来』、さらに9年前の１９３０年の『文化への不満』、そして死の年に当たる１９３９年の最晩年の著作『モーセと一神教』の、いわば文明批判三部作ともいえる論文を遺している。

いま、その内容の詳細を紹介するだけのゆとりは到底ないのだが、この三作は、フロイトが個人の神経症研究において発見した精神分析の法則を、人類全体を対象とする歴史にまで敷衍して考え、それに当てはめようとする、きわめて野心的な作業であったといえるだろう。

フロイトによれば、人類の歴史も個人の発達史と基本的に同様のプロセスをたどっている。「太古の昔」人類は群れをなして生活していたが、その群れは強大な力をもつ一人の「オス」によって支配されていた。このオスこそ、フロイトによるところの「原父」である。フロイトは個人の幼児期に見られる強い父親を、個人の歴史ではなく人間社会の歴史においても同様であったものと想像してこのような状況を考える。そして、この原父の支配に反旗を翻したオスの子どもたちが、ついには原父を殺害するに至る。これはフロイト流の個人発達プロセスでいえば例のエディプス・コンプレックスの人類版とでもいえる想定にほかならない。つまり、父とは知らずに父親を殺し母親とは知らずに実母を妻にしたというギリシア神話のエディプスからとった心理発達上の要を、個人に限らず人間社会全体に拡大して当てはめている。この方法は、明らかにドイツの発生学者ヘッケルのいう「個体発生は系統発生を繰り返す」という法則に倣うものであり、フロイト独自の方法論というわけではない。

では、なぜフロイトはヘッケルに倣って神経症治療で見出した発達理論を人類一般の歴史にまで拡張しようとしたのであろうか？

もちろん、それには複数の理由があるだろう。しかし、フロイトがそうしようとした最も大きな理由は、最終作『モーセと一神教』の中で記している反ユダヤ主義への批判であろう。フロイトも、その愛娘アンナも、ナチスのオーストリア併合とそれに続くオーストリア国内での反ユダヤ法の速やかな適用によって住み慣れたウィーンを追われ、住居も財産の多くも失ったのであるから、反ユダヤ主義に対する個人的な憎悪も並大抵のものではないであろう。しかし、同論文の中でフロイトは反ユダヤ主義に対して「さしたる根拠のないもの」としてごく軽く結論づけている。つまり、反ユダヤ主義などという大袈裟な題目を掲げてユダヤ人を攻撃することに正当な根拠はないと言いたいのであろう。フロイトがそこで挙げている歴史的な理由というものも、ありきたりで世俗的なものでしかない（たとえば、イエスを裏切ったユダ、野蛮な多神教がユダヤ・キリスト教に対してもつ嫉妬心など）。もちろん、フロイト個人に対する攻撃ばかりではなく、彼が生涯をかけて編み出し一大ムーブメントにまで育て上げた精神分析という領域に対する（反ユダヤ主義的な）攻撃、つまりそれがユダヤ人の学問とする攻撃に対しても、フロイトはもちろん認めなかった。だから彼はことあるごとに精神分析は科学であると主張したし、宗教的な色彩を極度に嫌ったのである。

しかし、反ユダヤ主義を批判するためにだけフロイトは文化論を書いたのかといえば、それは間違っているだろう。個人の発達プロセス理論つまりは精神分析理論が歴史にも応用できるし、またそうすべきだと思ったからこそ、彼はそれを試みたわけである。その方法にヘッケル理論が用いられたが、フロイトがそこで当然のことのように土台に据えたのはほかならぬダーウィン進化論であり、それと表裏一体の発達史観である（それが明記されているのは『モーセと一神教』のみであるが）。同時に、神経症の進展理論において特筆されたトラウマ体験の反復強迫論と同様の反復史観もフロイトの歴史観を形成している。彼は、上述の原父殺しが歴史上キリスト教において反復されているとした。すなわち、イエス・キリストの処刑がそれに当たるとする。つまり、太古の昔に行われた原父殺しが形を変えて反復されたというのである。

このような反復史観は何もフロイトだけのものではない。「歴史は繰り返される」とする史観は、有名な『西洋の没落』を著したドイツの歴史家オズワルド・シュペングラーもとっている。しかし、シュペングラーの場合は西欧文明の原型を古代ギリシア・ローマ文化に求め、その文化が成熟し文明になると衰退し、没落するというもので、執筆当時の第一次大戦を控えたヨーロッパで再び繰り返されるであろうとする予言的な文脈を含む循環史観だったともいえる。また、シュペングラーはフロイトとは異なって進化論的発達史観には根本から疑義を呈している。

それはともかくとしても、フロイトが精神分析における個人の発達段階を人類社会全体にまで拡大したことには明らかな無理がある。というのも、そもそも精神分析理論がどこまで正しいのかという基本的問題が最初に横たわっているからである。次に、たとえヘッケルの理論が正しいとしても、直ちに個人の発達史が人間社会全体の歴史にそのまま当てはまるのかどうか、少なくとも両者をアナロガスに考えることが正当であるのか、という、これまた基本的な問題がある。

罪悪感（超自我）の起源

このような問題がとりわけはっきりと意識されるのは、フロイトが個人における罪悪感の起源をエディプス・コンプレックスと自我の発達に伴って形成される超自我に求め、それが人類全体の歴史のうえでは先述の原父殺しに求めている点に突き当たったときである。フロイト自身は「超自我、良心、道徳、罪悪感」などのキーワードはどれも同じことの側面を指摘する言葉として特別な使い分け上の区別なく縦横に使用しているのだが、これに従えば太古の昔の人間には罪悪感もなかったということになろう。原父を殺してはじめて超自我が生まれ罪悪感を抱くという精神分析の歴史観は、およそ20万年前に現在のわれわれと同じ程度の脳重量をもった新人（ホモ・サピエンス・サピエンス）がアフリカに登場して世界各地へと旅立っていったとする通常の歴史的推測とは大きくかけ離れている。それともフロイトは、「太古の昔」の人類とは新人以前の旧人を念頭に置いていたのであろうか？

たしかに、フロイトの時代には現在のような考古学的発見もまだ少なかったのかもしれない。しかし、フロイトが進化論に傾倒するあまり、原始的人間はすべからく暴力的で攻撃的であったとする考えに明らかな根拠はない（むしろ現在の歴史では否定されている）[*1]。フロイトは、自ら考案した精神分析の基本テーゼである人間における三つの基本衝動（殺人、食人、近親姦）が生後の発達とともに生じる超自我によって禁止されるのと同様に、これらが文化の発達により歴史のうえでも徐々に禁じられタブーとなったとする基本的な発達路線をメインストーリーとする。個人の場合は超自我という審級[*2]が、人類の歴史のうえでは文化という審級が働いて、人間の攻撃衝動や殺人欲求を抑止している、というのがフロイトの主張である。もっとも、フロイトの場合、言葉のうえで文化と文明の区別はなく、しかも両者の中核は宗教それも一神教なのであるから、歴史における超自我とはすなわちユダヤ・キリスト教だといっているのにほとんど等しい。

しかも、フロイトに従えば、人間は生まれたときには超自我（道徳心）や文化をもたない原始人と同じ状態にあるわけなので、これはいわば「性悪説」の一種である。フロイトは言う、「人間には根源的に、いわば生まれつき善悪を判断する能力があるとする考え方には根拠がない」（『文化への不満』[*3]）。

フロイトの主張は、あくまでも超自我という審級が現れてはじめて人は何が悪で何が善であるのかを判断でき、悪と判断される行動を禁じるか、またはその行為に出たときに罪悪感を覚えるのである。それは自己処罰欲求となって現れたり、ときに神経症という形をとって表に出る。同様に、個人という枠を超えて人間社会においても超自我の役割を果たす文化（フロイトの場合はほとんど宗教とイコールの意味である）が存在する。人間社会という集団の中では全体の共同作業を優先し、治安を維持するために個人の自由は制限を被る。とくに宗教はそうした個人的自由や快楽の追及を厳しく諫めている。

さらに、こうした個人の行動を束縛・規制する文化や宗教を、フロイトは「幻想」のひとつであるとする（『幻想の未来』）。幻想とは、フロイトによれば、願望に基づく錯誤である。たとえば、大西洋を航海したコロンブスがインドに着いたと思ったことは幻想であった。似た言葉に妄想があるが、こちらは現実にはありえない思い込みで、幻想がときに現実化する点で異なるという。ただし、フロイトによれば幻想も妄想もともに願望から発生する点では同様である。宗教の教義が真理であるという根拠はなく、幻想に過ぎない。人を殺してはならないという教義は、宗教（または文化）が共同体生活を維持するために個人に命じているのであって、それが根源的な真理だからではない。

こうしてフロイトは、歴史における文化ないし宗教の役割に触れながらも、それらは幻想に過ぎないとする。もちろん、こうした過激な文化ないしは宗教攻撃をすることで予測される反発や批判に対してもフロイトは慎重にあらかじめ回避しようとする。そのため、論文中に「反論」と題する小項目を随所に挿入してはそれに答える形で論を進めている。フロイトはこうした批判が、なかんずく、ただでさえ「ユダヤ人の学問」と常日頃から攻撃されている精神分析に対して加えられることを最も恐れたのである。

しかし、それでもなおフロイトは個人のリビドー発達史を人類全体の歴史過程に当てはめることに固執する。そうなると個人における発達史のうえで想定された超自我もまた幻想ということにならないか。個人史の方は現実で人類史の方は幻想、というのはいかにも矛盾している。それに、本当に超自我が形成された結果、人は殺人に罪悪感を抱くというのも、一般の歴史を見ても怪しい気がする。というのも、たとえばホロコースト（ユダヤ人大量殺人）を実行した加害者の研究がこれまで真摯に行われてきたが、それらの多くは「加害者もまた普通の人びと」であったことを指摘している。哲学者ハンナ・アーレントに至っては、ホロコースト責任者の一人であったアドルフ・アイヒマンでさえごく普通の役人でありホロコーストも単なる「悪の平凡さ」の結果に過ぎない、とする。

ホロコーストの前段階と位置付けられている安楽死（T４）作戦の方はどうであろうか？　この作戦によっても20万人以上の障害者が主として精神病院施設で殺されている。その実行者の多くは医師である。彼らには超自我などなく、特別な罪悪感を抱くこともなく、日本で近年発生した相模原事件（２０１６年）の犯人と同じく「優生思想」に突き動かされた結果、精神障害者をガス室で殺害していたのであろうか？　たしかに、そうした加害者のごく一部は敗戦後に逮捕されたり起訴されたのち自殺しているが、それはフロイトの説くように罪悪感から来る自己処罰欲求の表現だったのではなく、逮捕や起訴を不当なものとしてそれに抗議する自殺だったことが遺書の内容からわかっている。

フロイトは上記のように１９３９年9月、つまり第二次大戦開戦とほぼ同時期に死亡したので、T４もホロコーストも知らないうちに世を去ったことになる。だから当然、オーストリアから亡命せずに残留した四人の姉妹が、その後ドイツの保護領となったチェコの首都プラハ郊外に設けられた中間収容所としてのテレジエンシュタットへ移送され、さらにそこからアウシュヴィッツへ移送されて殺害されたことも知らずに済んだわけである。もし、フロイトがさらに生き延びて、上述のような歴史経過を知ったのなら、彼はどう言うであろうか？　少なくとも、もはや反ユダヤ主義を甘く見ることはないであろうし、晩年の著作も改訂するであろう。

ヒトラー政権の登場と反ユダヤ主義政策

そもそもフロイトは1933年にドイツでヒトラーが政権の座につき、ナチ党綱領にも明記されている反ユダヤ主義政策がいよいよ実現されようとしていたとき、いったいどのように状況を認識し受け止めていたのであろうか？　残念ながら、それを正確に知るだけの資料は遺されていない。おそらく、それを間接的に知るための、日本語で読むことのできる唯一の資料は、フロイトが『自叙・精神分析』[*4]の最後に書き加えた「1935年補遺」である。もちろん、この中でもフロイトは精神分析の将来を楽観視し、精神分析が各国に広まり、2年に一度の国際的大会が開かれるまでに成長したことを喜んでいる。そして、この補遺が書かれる1年前の1934年には、それがスイスのルツェルンで開かれたことを誇らしく記している。しかし、1934年といえば、ヒトラーが政権の座につき、古い身内であるはずの突撃隊を粛清し、代わって親衛隊がドイツ全土の警察権を握ろうとしていた年に当たる。この時点ですでにドイツ国内のユダヤ人医師は公職から追放され、保険診療が禁止され、フロイト自身の著書も焚書に遭い出版禁止となり、補遺の書かれた1935年にはドイツでの拠点だったベルリン精神分析協会も接収された。それに反ユダヤ法として悪名高いニュルンベルク法（帝国市民権法と血統保護法――これらの法律によりユダヤ人とドイツ人との結婚が禁じられる）が採択された年にも当たる。このようなドイツにおける重大な歴史的変化と、それに伴う反ユダヤ主義の先鋭化に対して、フロイトの補遺は、次のようなわずかなコメントを記しているのみである。

「われらが祖国はみずから狭小化し、ドイツ国民はわれわれを無視しようとするに至ったのである。」

このコメントにある祖国とは、言うまでもなくオーストリアのことであるが、「狭小化」とはいったい何を意味するのか不明である。当時のオーストリア国内ではオーストリア・ナチ党が穏然たる不気味な勢力に成長していて、1934年7月には首相のドレフュスが暗殺され、犯人はもっぱらナチ党員と見做されていた。そうした政治状況の中でヒトラーによるオーストリア併合も噂の段階にあった。しかし、フロイトは南の隣国イタリアの独裁者ムッソリーニが黙ってはいないだろうとタカをくくっていたふしがある。事実はオーストリア併合に際しても、ムッソリーニは何ひとつ口を挟むことはなかった。すでに併合の二年前には日独による防共協定（翌年、日独伊三国）が結ばれており、世界史的な政治状況は完全にこの三国ファシズム国家vs英米仏の自由主義陣営という構図に変わっていたのである。


フロイトが一連の文化論の最初の『幻想の未来』を発表した1927年、一人のドイツ人医師がウィーンの自宅兼診療所を訪ねている。[*5] 彼は当時、ハイデルベルク大学クレール内科に所属する神経内科医だった。その名前は、皮肉にもナチ政権の登場とともに著名となる――ヴィクトア・フォン・ヴァイツゼッカーである。ヴァイツゼッカーは、フロイトに対して神経症研究に及ぼした精神分析の成果を感謝するために訪問したという。しかし、その結果、彼はフロイトに「宗教的なセンスが欠け

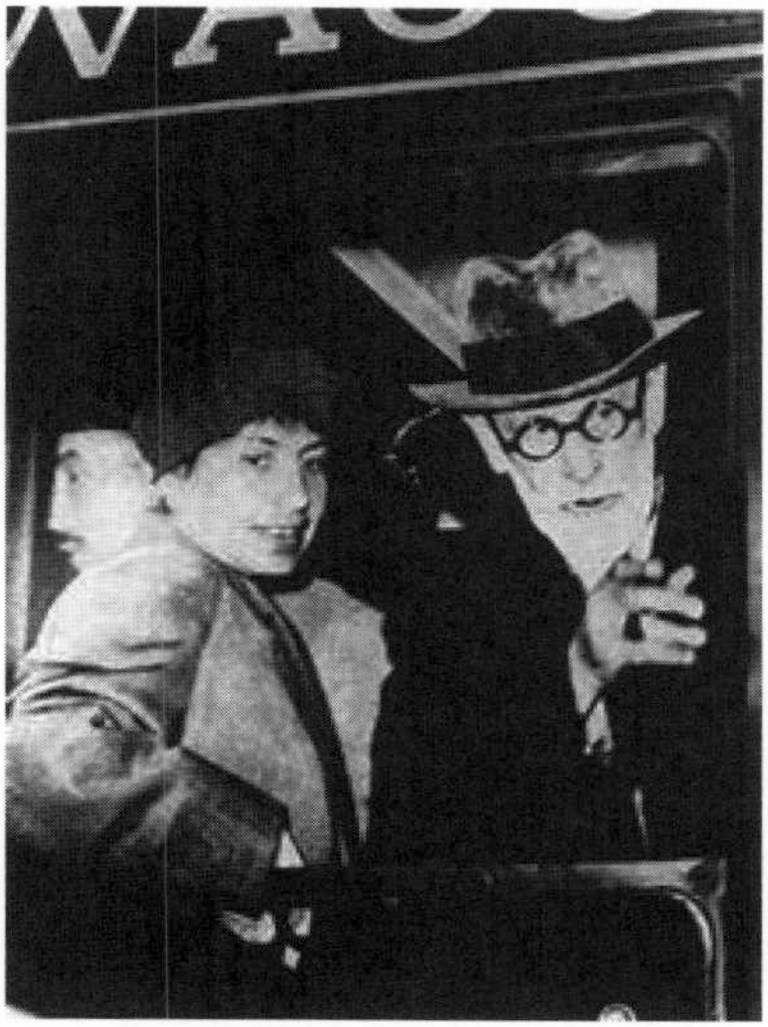
ウィーンからロンドンへ亡命途上のフロイト。オリエント急行の車上にて。左はアンナ・フロイト（1938年6月）

ている」と不満を抱くことになる。

だが、すでに見てきたように、フロイトは宗教を幻想であるとしていたのであるから、ヴァイツゼッカーの不満は見当外れなものとしか言いようがない。

しかし、フロイトにとってみれば、自身が宗教的であったのかなかったのか、ということよりも、当時の政治状況を歴史的に正しく判断できていたのか、ということの方がはるかに重要であったに違いない。ごく卑俗な表現をしてしまえば、フロイトは、そしてその親族もまた、なぜナチスの反ユダヤ主義の餌食になってしまったのだろうか？　ということである。この歴史上の判断とフロイトが一連の文化論で示した歴史把握とは決して無関係ではないだろう。

だから、ここでは、もっとまともな問いを発すべきであろう。すなわち、フロイトにははたして歴史的なセンスがあったのだろうか？　と。

【注】

＊1　フロイトの述べるところの原始人類が具体的に何を指しているのかは不明だが、当時はすでに、前世紀に発見された新人（クロマニヨンズ）や旧人（ジャワ原人）などが知られていたので、人類進化の歴史的なオリエンテーションはあったものと思われる。

＊2　審級（Instanz）とは精神分析独自の概念で、精神内で上部から下部への審判を下す装置を意味する。最下層にはエス（無意識）が、その上部には自我が、さらにその上には超自我（良心）があって、いずれも下位の層に抑制的に働くとされる。このような精神構造の想定は明らかに進化論の影響を受けたものである。

＊3　本論文中に記したフロイトの著作の邦訳は、すべて中山元訳（2005）『幻想の未来／文化への不満』（光文社）を参照した。

＊4　Freud, S. (1946). *Selbstdarstellung*. Imago Publishing.（原著は1925年）（生松敬三訳［1975］『自叙・精神分析』みすず書房）による。

＊5　ヴァイツゼッカーのフロイト訪問の年については、戦後の自伝『自然と精神』によると1928年となっており、Wikipediaでは1926年となっていて、どれが正しいのか未詳。また、なぜこのユダヤ人・フロイト訪問の年に異説が現れるのかは、ヴァイツゼッカー自身のその後のナチとの密接な関わり、および戦後の隠蔽と無関係ではないだろう。

第二章

フロイトはなぜ啓蒙の皮をかぶったのか？

――シャルコーの転身とフロイト

神経学から催眠へ

精神分析の開祖ジグムント・フロイトは、自らが推進した精神分析普及運動を生涯やめることはなかった。まぁ、正確にいえば死の1年前程度まで、といえるだろう。というのも、周知のようにフロイトは67歳から上顎癌のための手術を受け続け、それは結局彼の死（83歳）まで続く。もちろん、最晩年には手術に耐えるだけの体力もなく、最終的には主治医[*1]に鎮痛剤のモルヒネを静脈注射してもらって、事実上の安楽死を遂げたとされるのだが。

ところで、このフロイトは、その著作の中でも、あるいは講演や学会演説でも、繰り返し精神分析が宗教ではなく「立派な真の科学」であることを強調している。フロイトのいう科学とは、今日的にいうならエビデンスのある実証的な学問という意味であり、その点ではいわゆる自然科学のことを指しているものと思われる。フロイト自身も医学部を卒業して臨床医学ではなく生理学という基礎医学の教室へ入る。もちろん、当時のユダヤ人学生としてフロイトもまた博士号を取得して自己防御しようとしたからであろうが、生理学でも神経生理学を研究分野に選択しているので、神経や精神に関心はあったと考えられる。そこでフロイトはコカインの麻酔作用の研究を行い、当時としては新しい試みであったこの麻酔薬の臨床応用につながる仕事をした。おそらく、彼は神経学研究の道を、少なくとも当初は目指していたのであろう。すなわち、生物学者フロイトである。そして、この時点においてフロイトは、なお自然科学とその下敷きである啓蒙主義の一信徒であったということができるかもしれない。当時の最先端の専門領域であった神経学の開拓者、パリのジャン・マルタン・シャルコーのもとへと留学したのも、単に自らの開業を目論んで箔をつけようとしたという理由ばかりではあるまい。

ところが、実際にパリのサルペトリエール病院へ留学してみると、晩年のシャルコーの興味はもっぱらヒステリーに移り、かつての神経学の開祖で次々と神経疾患を発見し記述していった精力的な神経病理学者の姿はなかった。フランスの歴史画家アンドレ・ブルーイエによる有名な油絵「サルペトリエールのシャルコー」に、暗示によってヒステリー発作を誘発させるシャルコーの姿が活写されている。この絵には、それを見学する医者などの姿や表情も描かれているが、そこにフロイトの姿はない。というのも、この絵の制作は1887年であり、1885年に訪れたフロイトがすでに帰国した

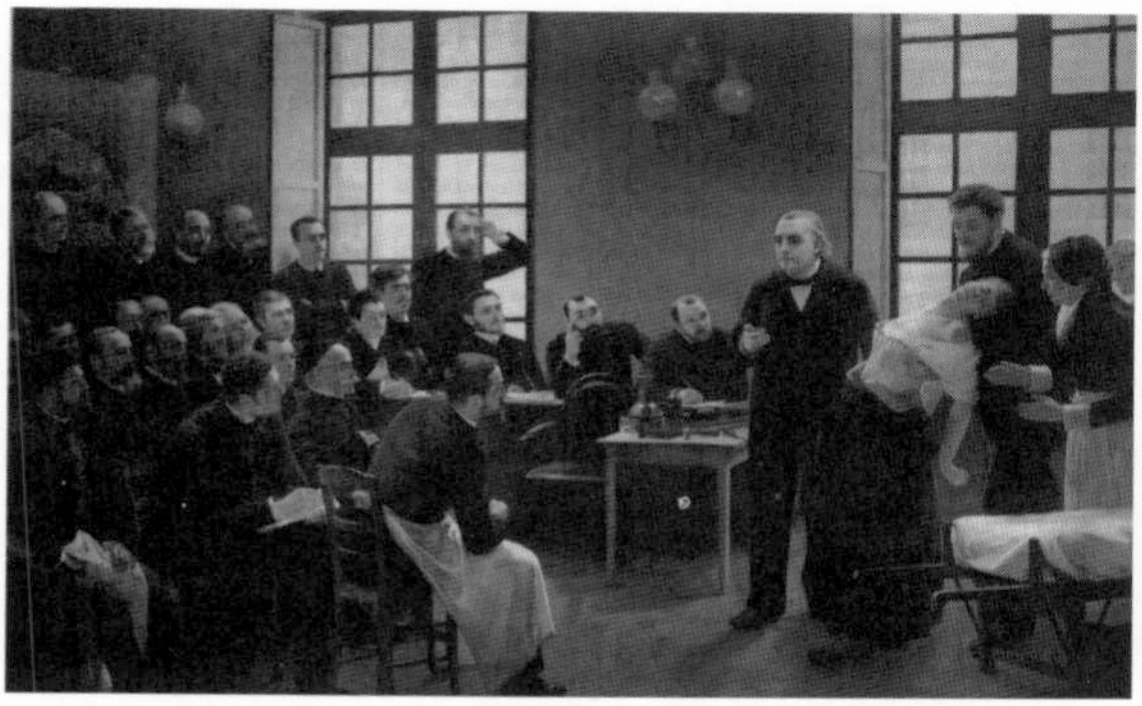

アンドレ・ブルーイエ『サルペトリエールのシャルコー』
（1887年/油彩/サルペトリエール病院蔵）

あとに描かれたものだからである。それはともかく、神経学者として名高く、多数の神経病を精密な病理解剖によって鑑別し、今日でもなおその名が病名に残されているシャルコーが、またなぜ催眠暗示のような実体のない、ややもすればオカルト的ともいえる手法にのめりこんだのであろうか？

神経学は明らかに身体医学の一分野であり、今日のようにＣＴやＭＲＩもなかった当時でさえ、立派な啓蒙思想の賜物だったといえる。それに対して催眠は、メスメルの動物磁気説に基づく磁気療法としてはじまったロマン主義医学の産物である。シャルコーにおける、この一八〇度の転換はなぜ起きたのであろうか？

シャルコーの転身は、それ自体が精神医学史的にも興味深いテーマなのだが、それはいったん置くことにして、ここでわれわれは、フロイトもまた、はたしてシャルコーと同じように、啓蒙主義からロマン主義へと転向したのかを考えてみたいと思う。

自身も分析医だった小此木[*2]によれば、コカインを魔法の新薬のように宣伝して有名になろうとしたフロイトが、コカイン中毒の症例が増えてきて自らの名声に傷がつくと恐れたため、専門を催眠術に切り替えたという。また、当時すでに婚約していたフロイトは生活のためにも新しい治療法によって開業しようとしていたためとも書いている。しかし、そのような現実的問題だけのゆえに主義主張が大きく変わってしまったのであろうか?

精神分析運動とユダヤ主義

フロイトはユダヤ人であり、両親ともにユダヤ教の信者であり、婚約者マルタ(旧姓ベルナイス)も同じくユダヤ人であった。フロイト自身も再三にわたり、自分がユダヤ人であるがゆえに社会から疎外されてきたことを書いている。フロイトが開業する1886年当時のウィーンは、いわゆる世紀末のメンタリティーに彩られていた。それは、退廃的で前衛的なロマン主義的風潮に満ち、ロマン主義の哲学者ニーチェが記したように、「神は死んだ」がひとつのスローガンになるほどであった。このような世紀末精神が最も顕著に表れていたのがヨーロッパではウィーンとほかならぬパリであった。フロイトはこの両方の都市の空気を吸っていたので、世紀末的な歴史精神という意味でもロマン主義に傾く可能性は否定できない。では、もともとフロイト自身の中にロマン主義的傾向が強く潜伏していたのだろうか？

たしかに、パリ留学当時のフロイトは自分の医師としての生計手段や婚約者との近い将来における結婚生活の用意など、現実的な問題を多数抱えていた。だから、シャルコーの供覧するヒステリーの症例と催眠暗示による見事な発作誘発とその回復を目の当たりにして、これぞ自分の新規開業の目玉と思い込んだとしても無理はない。これを生かせば、母国オーストリアの首都たるウィーンでも立派な宣伝となり、生計の見通しが立つ——そうした目算も当然あったであろう。では、なぜ催眠だったのであろうか？

催眠術の直接の起源は、ロマン派医学の代表格ともいえるアントン・メスメルの磁気療法にある。そして、メスメルがウィーンやパリで一世を風靡したように、たしかに催眠術はセンセーショナルな、魔術的驚きをもって世俗にアピールした。だから、シャルコーのもとに留学したフロイトがそれに生活の活路を求めたとしても何の不思議もない。しかし、上述のとおりフロイトはユダヤ人である。同じウィーンで一足早く開業していたユダヤ人先輩医師のヨゼフ・ブロイアー[*3]は、同じユダヤ人で新しい開業仲間となるフロイトに金銭的な援助を与えた。しかも、やはりユダヤ人同志の新婚家庭をもって地元ユダヤ人社会の一員となる家族が誕生したわけであるから、ブロイアーは喜んで金を貸し与えた。ユダヤ人社会とは、同じユダヤ教を信仰し、同じユダヤ教会（シナゴーグ）へ通い、名士はサロンのような協会に集まる閉鎖的な共同体社会といってよいだろう。それは多数派のキリスト教徒の社会とは明らかに異なる社会である。「お前の家族がイエス様を殺した」という非難は、多くのユダヤ人生徒が学校でいじめに合うときに投げつけられる罵倒の決まり文句であった。

このような少数派の宗教的社会に出自と身分を置くフロイトもまた、ユダヤ人アイデンティティとそれを支えるユダヤ教に深く浸透された人間であったことは、ここで改めて再確認され強調されねばならない。だからこそ、フロイトの周辺に集まった精神分析仲間は、ことごとくユダヤ人だったし、非ユダヤ人のキリスト教徒であったユングとは、早々に決裂する。ユングもまた、精神医学の学徒でありながら分析に強い関心を抱くだけあって、特別に宗教的でロマン主義的な人間であった。その基礎は、ユング自身も述べているように、降霊術への関心と降霊集会への参加である。そしてユングは、ロマン主義革命ともいえるナチ革命に共感し、ナチズム期の精神分析を代表し、戦後もＵＦＯやマンダラに関心を寄せるなど、その死に至るまで生涯にわたり宗教的・ロマン主義的であった。

これに対してユダヤ教徒フロイトもまた、生涯ユダヤ教徒のまま、最晩年にはナチに迫害されてロンドンへ亡命する。しかし、フロイトはユングにはじめて会ったときから、ユングの宗教性をもった言動には批判的であった。たとえば、ユングがフロイトとの出会いを単なる偶然ではなく必然（のちの彼の言葉でいえば共時性）の産物としたとき、また、テレパシーのような超心理学的事象の存在を肯定したとき、フロイトは反論した。そのときのフロイトにとっては、ユングは、精神分析をより普遍的な、国際的なものとするための、きわめて便利な人間であると映ったのかもしれない。なぜなら、ユングはユダヤ人ではなく、同じオーストリア人でもなく、フロイトから見れば外国人でかつ異教徒である。フロイトの周りに集まっていたのはユダヤ人仲間ばかりであり、精神分析はまるでユダヤ人だけの閉鎖的な集まりという印象があった。フロイトは自著『夢分析』が出版されたのちの1902年から自宅兼診療所に毎週水曜日の夜、精神分析の勉強会（症例検討会）を開き、数人の同好の士が出席するようになった。この「水曜会」のモデルは例のシャルコーの「火曜講義」であるが、これが精神分析学会の起源である。集った仲間は、もちろん全員がユダヤ人である。その中から、のちになってアドラーやシュテーケルなどの離反者も出る。

だが、ユングが参加するまでは精神分析集会＝ユダヤ人集会（ないしはシオニズム運動[*4]）と見做されていたことは間違いない。実際、フロイト自身がそうした世間の目を大いに気にしていた。だからこそ、フロイトは繰り返し精神分析が一切の政治的ないしは民族的な運動とは無関係であると強調し、そこに何らかのユダヤ的色彩が入ることを強く否定したのである。その点では、ユングの入会は上述の条件とも絡んで、きわめて好都合であっただろう。そして、ユングとの決裂は、事実、「何よりも痛手であった」。フロイトが最も恐れたこと、それは精神分析そのものが、ほかならぬ反ユダヤ主義によって潰されてしまうことであった。実際、ユングとの対立が深まったのちに、ハンガリー・ユダヤ人のフェレンツィらの提案により、フロイトは親密な6名（当初は5名[*5]）の分析仲間とまるで秘密結社

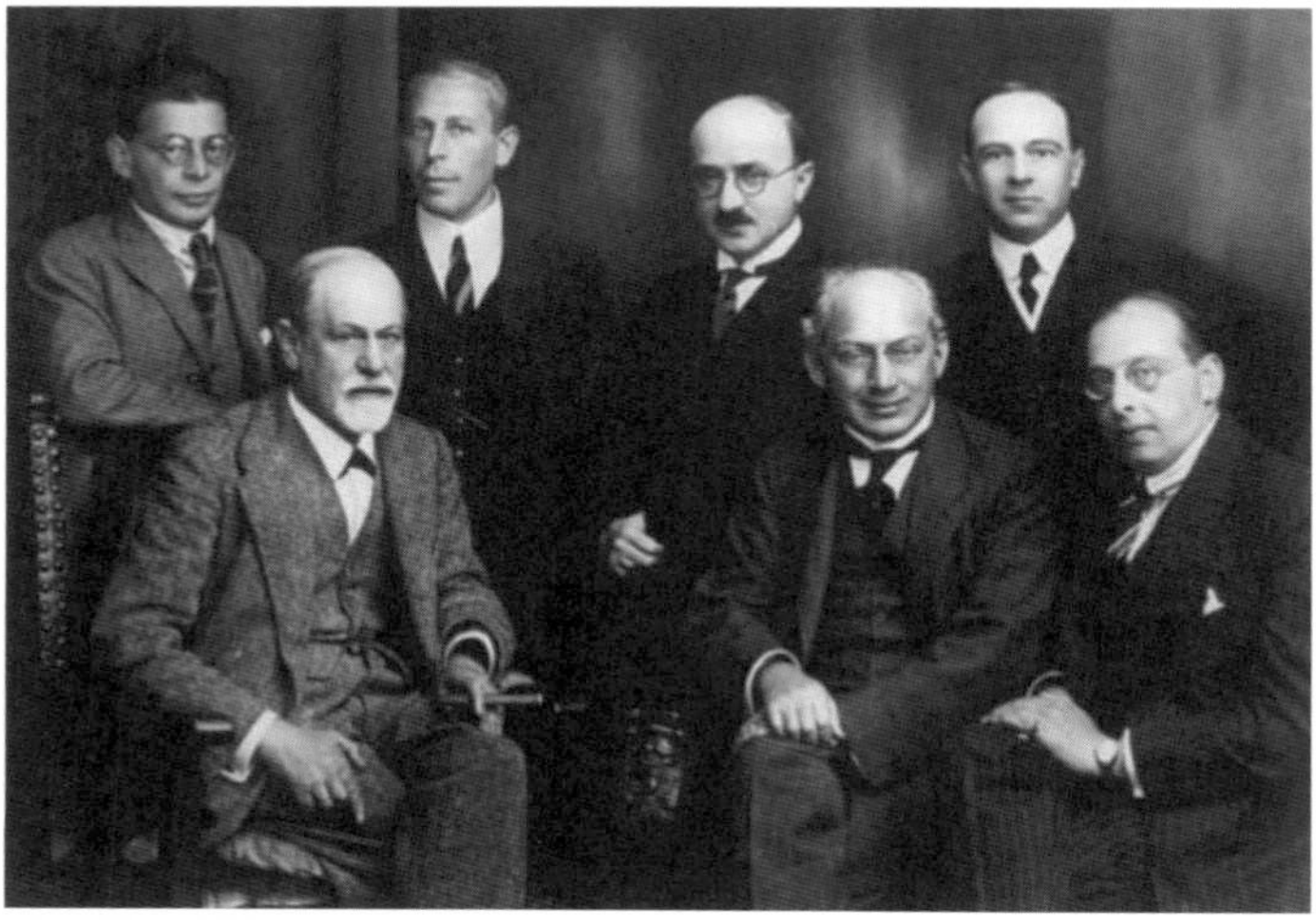

いわゆる中央委員会のメンバー（前列左よりフロイト、フェレンツィ、ザックス、後列左よりランク、アブラハム、アイティンゴン、ジョーンズ）

のような小集団（いわゆる中央委員会）を作り、全員に自分のオーダーした宝石入りの指輪を配った（1912年）。そしてフロイト自身は、その指輪を生涯身につけていた。

精神分析が誕生した世紀末のウィーンでは、彼自身が差別されてきたように反ユダヤ主義はごく普通の姿勢であった。新しい二十世紀が幕を開けても、その認識に変化はなかった。フロイトが精神分析運動に取り組み、ユングが参加したころ、ウィーン・メルデマン通りの貧民宿には画学校入学に失敗して失業中の若きアドルフ・ヒトラーがいて、反ユダヤ主義の影響を受けつつあった。その人物によって30年後に自らウィーンを後にしなければならなくなるとは、フロイトも精神分析も予測だにできなかったであろう。いやむしろ、そのヒトラーが隣国ドイツで政権を握ったときでさえ楽観的であった。ヒトラーとナチズムが唱える強烈な反ユダヤ主義さえも、すでに国際化した精神分析には手出しができないとタカをくくっていた。フロイトの自叙伝を見れば、そのように読める。

反ユダヤ主義の起源

最晩年の著作『モーセと一神教』の中で、フロイトは反ユダヤ主義の起源を一神教たるユダヤ教に対するゲルマン民族の「野蛮な」多神教に見ている。ユダヤ教の末裔たるキリスト教は、とくにヨーロッパ北部のゲルマン民族のあいだに布教してゆく過程で、多くの多神教的要素を取り込んでしまった。それゆえ、キリスト教はユダヤ教のように純粋な一神教とはいえない。そうした性格をもつキリスト教では、神の子を殺したのがユダヤ人だとする教えが定着し、結果としてヨーロッパのキリスト教各国のあいだに反ユダヤ主義が根付いた――フロイトはここまで明瞭に記してはいないのだが、こうした見方は歴史的に見ても大きく間違ってはいないだろう。実際、キリスト教は異民族のあいだで受容されるために、多神教の文化と妥協し融合する方針をとった。その結果が、今日に残るキリスト教の儀式や慣習となって、なお当たり前のように実践されている。

たとえば、イエス・キリストの誕生日とされるクリスマスは、もともとゲルマン民族の冬至の祭りに合わせた祭典であり、曜日の名称にもゲルマン神の名前が遺されている。「火曜日」や「水曜日」が、それぞれゲルマンの神トールや風神で主神のヴォータンなどから英語の Tuesday・Wednesday などの呼び方が派生した。イエスの復活を祝う祭典である復活祭（イースター）の象徴にウサギの卵が多用されるのも、もとはゲルマンの多産信仰による。さらには、イエスの母親であるマリアへの信仰も、多神教徒のあいだに広がっていた大母神信仰を融合させて成立したものにほかならない。

いずれにせよ、フロイトは自己を含むユダヤ人への攻撃に対して、それが一神教たるユダヤ教よりも以前から存在する「野蛮な多神教徒」によるものと見做していた。ヒトラーとナチ政権の登場を、古代ゲルマン神話の主神ヴォータンの復活であるとしたユングの解釈の当否は置くとしても、まさにフロイトはそれによって長らく自らの生活と仕事の場としてきたウィーンから追い出されることになる。

先述のようにフロイトは、宗教や文化を社会の超自我に比定し、それが個人の幸福追求を妨げ罪悪感を植え付けて神経症の病因となるもの、として批判した。その一方で、自らの信仰であるユダヤ教を捨てることは生涯なかった。ユダヤ教を信奉するユダヤ人として生き、ユダヤ人であるがゆえに迫害され、それでも改宗することは生涯なく、ユダヤ教徒のまま死んだ。この信仰厚きユダヤ人の医師は、当初神経生理学という実証的な科学研究の徒としてその人生キャリアをスタートさせ、理性と啓蒙科学主義の信奉者であるかのように装っていたが、理性ならぬ無意識という非理性の発見に至り、（現実的経済的必要性と）自己本来の親和性からロマン主義的医学に鞍替えしたと考えられる。

しかし、このロマン主義的医学たる精神分析を「ユダヤ人の学問」とする反ユダヤ主義や非科学的との批判などから守るため、再び啓蒙主義の皮をかぶったわけである。

ロマン主義への転身

かつて、ロマン派哲学の旗手ショーペンハウアーは、個人的には啓蒙主義者たる観念論哲学の巨頭カントを私淑し、その日常を自己の模範としてカント同様の規則的な毎日の生活リズムを崩さなかった。だから、その生活スタイルだけを見れば、ショーペンハウアーはカント的啓蒙主義的な外観に従っていたのだともいえるだろう。その点で、ショーペンハウアーは啓蒙の皮をかぶっていた。しかし、彼の哲学はロマン主義的であり、正当にも同じくドイツ・ロマン派哲学を代表するニーチェによって継承される。

この例に従えば、フロイトはどうであろうか？　フロイトはその家族同様、もともと敬虔なユダヤ教徒であり、その限りにおいて宗教的であり、ロマン主義的であった。パリへ留学する以前は、単に啓蒙の皮をかぶっていたにすぎず、精神分析というロマン主義医学の徒となったのちは、いったんその皮を脱ぎ捨てたように見えて、自らの精神分析運動を守るために、再び啓蒙の皮を被ったのである。そしてその姿勢は彼が死ぬまで変わることはなかった。むしろ、晩年に至って文化論を著し宗教

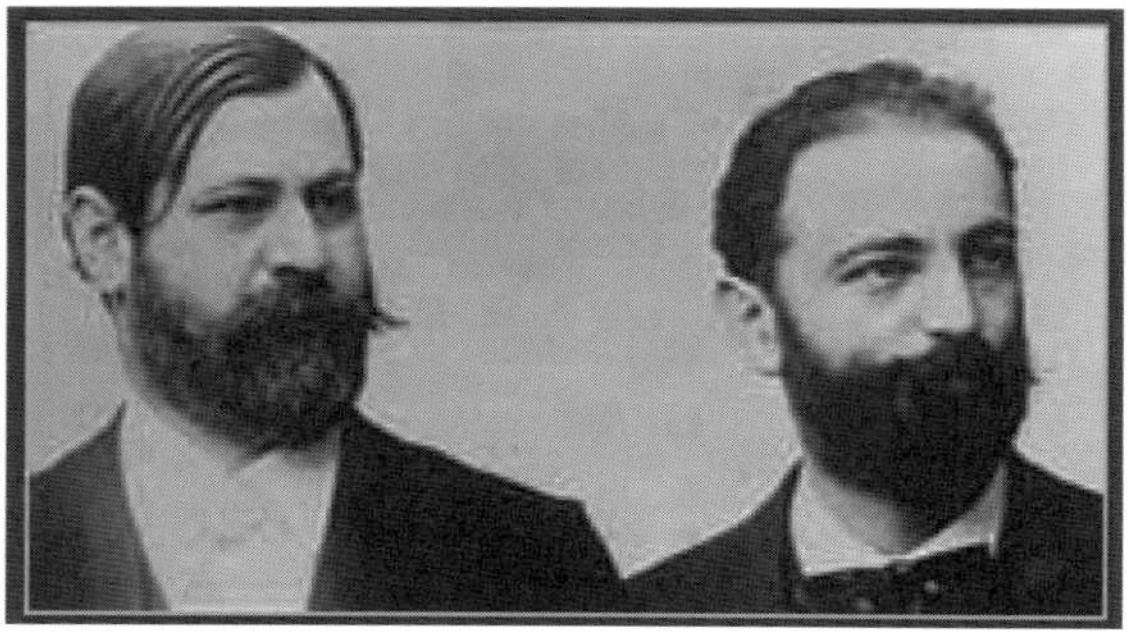

フロイトとフリース（右）

を集団幻想として批判するような論を展開した。それによって、彼は一段と啓蒙の徒であるかのような皮をさらに厚くした。そのとき、精神分析はすでに国際的な広がりをもち、フロイトのもとには欧米各国から著名人や富豪の患者が訪れ、学会も著作の刊行事業も申し分のない状況にあった。精神分析は、少なくとも学問的に根拠のないロマン主義医学として排斥されるようなことは考えられない位置まで来ていたといえる。政治的な反ユダヤ主義によって攻撃される可能性はもちろんあったが、真の科学であることを盾にすれば、さすがのナチスも手を出せないだろうという、それこそ根拠のない楽観主義（ここであえて分析の用語を使うのなら、まさに否認）に陥っていたとしても不思議ではないかもしれない。

フロイトや精神分析の伝記は山ほどあるが、フロイトの学問的姿勢に焦点を当てたもの、なかんずく日本語でも読めるマノーニの著書[*6]によれば、ブロイアーの次に精神分析の産婆役を務めたとされるベルリンの耳鼻科医ヴィルヘルム・フリースへの手紙でフロイトは「僕は科学畑の人間ではない」（1900年）と書いていた。このとき、フロイトはまさに自己分析を通じて精神分析の確立にいそしんでいたわけであるが、自分も、また精神分析も、ともに科学からは遠い存在であることに（無意識的に?）気づいていたのかもしれない。

フロイトにせよ、シャルコーにせよ、当初の啓蒙科学主義からロマン主義へと自らの基本的立場を変えた学者は少なくない。フロイトが尊敬していたというテオドール・フェヒナーもそうである。フェヒナーは実験心理学者として科学的心理学の確立に献身していたが、いったんは盲目の身となったのちに視力が回復してから草花の精が見えるようになり、それに古代ゲルマン神話の精霊の名をとってナンナと名付けた。ほかにも実例は少なくない。また、その逆の実例も歴史を振り返るなら、少なからずあるだろう。

しかし、精神分析というロマン主義医学を打ち立て、啓蒙の理性ならぬ無意識という非理性の大陸を発見したフロイトを、その著作における主張や言い分だけを真に受けて単に「科学者」「啓蒙主義者」「啓蒙の徒」と評価することは、精神医学史的にも、精神分析史的にも誤っているのではないか。冒頭にも述べたように、フロイトはほぼ死に至る前まで精神分析の普及に熱意をもって取り組み、それがユダヤ人学者だけの人種ないし民族的運動とは関係のない、純粋な科学的真理であると主張し続けた。このフロイトの頑なな主張を、今ここで「精神分析は宗教ではなく科学だ」と単純化すればよりわかりやすい。しかし、今日では、精神分析を疑似科学であり一種の宗教とする説の方が、むしろ多数派ではないだろうか。つまり、フロイトはやはり啓蒙の化けの皮をかぶっていたのであり、フロイトの伝記を手がけた多くの学者らも、ほとんどがそれに騙されてきたのだが、それが百年すなわち丸一世紀を経て、ようやく剝がれたというわけである。

【注】

＊1 亡命先のロンドンで苦痛にあえぐフロイトに、最後にモルヒネを投与したのは誰か？ という疑問は未だに続いている（第四章を参照）。

＊2 小此木啓吾（1973）『フロイト――その自我の軌跡』ＮＨＫブックス

＊3 ここでフロイトとともに精神分析の産みの親ともいわれるブロイアー（Josef Breuer, 1842-1925）について一言触れておく。というのも、フロイトには多数の伝記が存在するのに対して、彼の先輩医師たるブロイアーには伝記がまったくなく、その生涯についてもごく簡単にしかわかっていないからである。とりわけ、フロイトと決別したのちのことについては不明な点が多い。しかしブロイアーは、その後も同じ場所で開業を続け、１９２５年ウィーンで死去した。享年は奇しくもフロイトと同じ83歳であった。

＊4 シオニズムとは、かつてユダヤ国家のあったイスラエル（カナン地方）がローマ帝国によって占領され、ユダヤ人たちが故郷を追われて他国へ散らばったというディアスポラの歴史を踏まえ、再び故郷イスラエルの地（シオンの丘）を目指して帰国しようと唱えるユダヤ人国家再建運動のひとつである。とりわけ、19世紀後半にドイツやオーストリアで広まった（当時のイスラエルおよびパレスチナ地域はオスマン・トルコの支配下にあった）。

＊5　シャンドール・フェレンツィ（ブダペシュト）、アーネスト・ジョーンズ（ロンドン）、オットー・ランク（ウィーン）、カール・アブラハム（ベルリン）、ハンス・ザックス（ウィーン）、のちの1919年にマックス・アイティンゴン（ベルリン）が加わる。有名な7名全員の集合写真は1922年のもの。

＊6　マノーニ・O、村上仁訳（1970）『フロイト——無意識の世界の探求者』人文書院、178頁。ただし、マノーニによれば、フロイトとユダヤ人問題の関係は「個人的で家庭的なものに限定されていて」科学としての精神分析とは無関係であったとしている。これは、マノーニが非医師の分析家であり、あくまでもフロイトに忠実な立場から執筆しているがゆえの主張であろう。マノーニもまたフロイトの表面的な化けの皮に騙されてしまったということである。ちなみに、フロイトと同じドイツ語圏の著者エーリヒ・フロムによれば、フロイトと親密な間柄を保つためには「宗教に近いまでの強制的愛着」が必要だったと述べている（佐治守夫訳［1959, 2000］『フロイトの使命』みすず書房）。その原因としてフロムが挙げているのは、フロイトの権威主義（とりわけ父権主義）である。また、精神分析運動もそれによって宗教的な性格を帯びたと指摘している（ここでフロムがいうのは、あくまでも運動の宗教的性格のことであり、精神分析そのもののことではない）。もっとも、フロムでさえ、フロイトは合理的科学者でありユングはロマン主義の徒であったがために深刻な対立に至ったとしている。つまり、精神分析派社会学の泰斗フロムもまたフロイトの表面上の姿勢だけにとらわれ、その本質を見誤っていたといえる。
　最後にもうひとつの指摘を加えるなら、哲学者マルクーゼの著書（高橋義孝・高田淑訳［1972］『フロイト——その人間像』日本教文社、原書は1956年）が挙げられるだろう。マルクーゼは、フロイトが青年期までは哲学に強く惹かれていて医学部進学は不承不承であったこと（アインシュタインへの手紙）、彼のいう科学性とは「合理化された強情さ」以外の何物でもない、と記している。

第二章　フロイトと反ユダヤ主義
——フロイトはなぜ「不快の都」にとどまり続けたのか？

精神分析はユダヤ人の学問か

「精神分析はユダヤ人であるフロイトの創案であり、患者もユダヤ人ばかりなので、ユダヤ人固有の学問である」

こうしたコメントや批判は、国際精神分析学会が開かれるようになった第一次大戦前の1910年代前半から聞かれるようになった。それに呼応するかのようにフロイトもまた、精神分析はユダヤ的な学問かと自問し、その問いに否定的な答えを与えた。つまり、自分がユダヤ人であったがゆえに精神分析が生まれえたのかどうか、と問うたのである。それを否定したということは、別にユダヤ人だから考えついたのではなく、キリスト教徒であっても（あるいはイスラム教徒、仏教徒であっても、さらには無宗教の人間であっても、また、民族や人種を問わず）生み出しうる学問ということである。フロイトと同じユダヤ人であったがゆえに亡命を余儀なくされ、1939年ベルリンからアメリカへ亡命した精神分析研究家のピーター・ゲイ（本名ペーター・フレーリヒ、1923–2015）は、フロイトの答えに忠実に、戦後（つまりフロイトの死後）こう記している。

「フロイトはユダヤ人であったが、その学問はユダヤ的ではなかった」[*1]と。

しかし、なぜフロイトは精神分析がユダヤ的ではないということにこだわったのだろうか？　そして戦後のフロイト研究者であるゲイも、このフロイトの答えをわざわざ自著の中でなぞるように肯定し、このテーマを深掘りしているのであろうか？

ジグムント・フロイトは、その生涯の大半を反ユダヤ主義が公然と存在するオーストリアの首都ウィーンで過ごし、そこで大学を卒業し、結婚し、開業し、精神分析を創始し、学会を組織し、家庭を築き、有名人となった。普通に考えるのなら、フロイトはウィーンという自らの居場所が気に入っていたのであろう。そうでなければ、とっくの昔に別の場所へ引っ越していたのではないか。それだけの資力はあっただろうし、少なくとも、精神分析を立ち上げたのちには、経済的に何の不自由もなかったと思われる。フロイトはなぜウィーンにとどまったのであろうか？　最晩年の、それも老化によりすっかり体力もなくなってからのロンドンへの亡命に至るまで、反ユダヤ主義の渦巻くウィーン

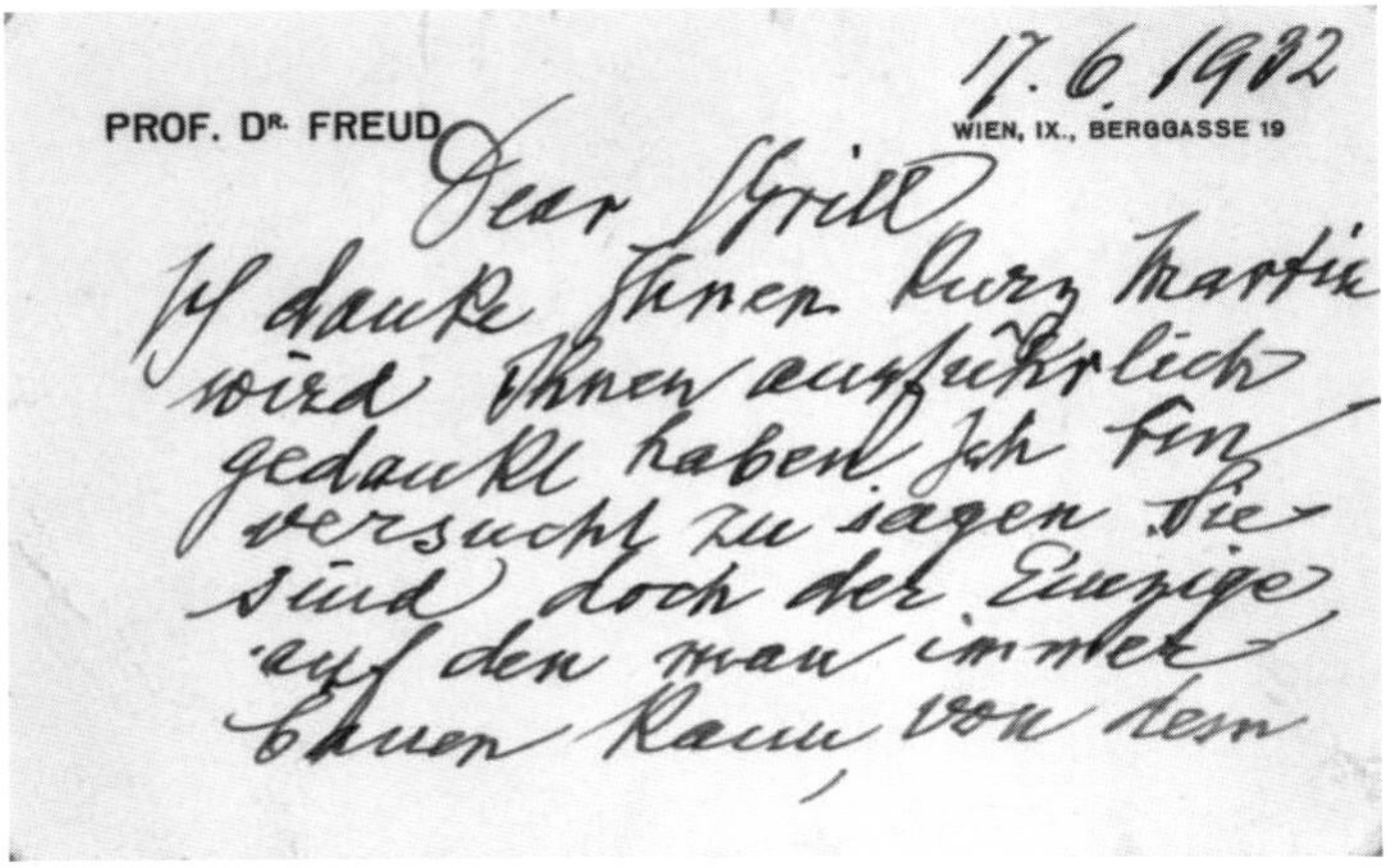
PROF. Dr. FREUD
WIEN, IX., BERGGASSE 19

17. 6. 1932

Dear Brill

Ich danke Ihnen kurz Martin wird Ihnen ausführlich gedankt haben. Ich bin versucht zu sagen Sie sind doch der Einzige auf den man immer bauen kann, von dem

フロイトの自筆書簡の上部に印刷された住所（右上）

にとどまっていたのはなぜなのか？

前章でも引用したマノーニは、フロイトがウィーンを嫌っていたにもかかわらず転居しなかった理由を、憶測を交えながら「彼が苦しみ辱められたのがこの都会なのであり、彼が復讐すべき場所は、この都会以外になかった」[*2]としている。しかし、このような簡略かつ三文小説的な説明では、当然その答えにはなっていない。実際、フロイトがウィーンに対してどのような復讐をしたというのか[*3]？

いずれにしても、フロイトが精神分析とユダヤ人は無関係であると表明し、戦後の研究者もそのことを反復したことと、フロイトがウィーンにとどまり続けたこと（もし付け加えるなら人生の最後になってついに異国へ亡命したこと）とは、どんな関係にあったのか、あるいはまったく無関係なことなのか、というのが、本章の問題構成である。もう少し簡単にこの問い立てを表現するのなら、なぜフロイトは自分にとって不愉快な反ユダヤ主義の都に身を置きながら、精神分析はユダヤ人とは無関係と主張したのか？　ということである。

もし、精神分析が非ユダヤ的であると主張するなら、自らもかつての盟友アドラーのようにキリスト教徒に改宗してしまえばよかったのではないか？　そうすれば、自分ももうユダヤ人ではありません、少なくともユダヤ教徒ではありません、と主張でき、それこそ堂々と精神分析はユダヤ人の学問ではないと強く公言できたのではないか？

また、もし反ユダヤ主義に悩まされているなら、死期の近づいた最晩年まで待たず、もっと早い時期に居場所を移せばよかったのではないか？　たとえば、かつての愛弟子ユングや友人の精神科医ビンスヴァンガーのいる隣の中立国スイス（ドイツ語圏）へ、と。そうすれば言葉の問題もなく、仲間もいて自由に研究もできたであろう。

こういう問いに対しては、ごく素朴な考えに基づいて、次のように答えるのが自然というものであろう。すなわち、フロイトはやはりユダヤ人であることをどこかで誇りにしており、それを捨て去ることは論外であった、と。しかし、精神分析はユダヤ人のあいだばかりでなく広く世界に受け入れられ、より普遍的な学問として認知されたいので、ユダヤ人とは無関係である、と。

自分がユダヤ人であることは誇るのに、その学問はユダヤ的にあらず、というのは矛盾しているようにも見える。本当は、精神分析はやはりユダヤ人固有の学問だった、ユダヤ人にしか発明することができなかった、それを担って発展させるのもユダヤ人しかいない、と主張するのなら、よく納得できる。筋が通っている。だが、にもかかわらず、現実にはフロイトはそうは言わなかった。フロイト研究者の多くもそう言わない。これはどういうことであろうか。

ユングの来訪

フロイトが生涯ユダヤ人であったことは、もう否定のしようがない。彼の妻マルタはもっと信仰の篤い正統派ユダヤ教徒の出身である。愛娘で医師にこそならなかったが、フロイト分析の後継者となったアンナもユダヤ人であることを誇っていた。それどころか、戦後の国際精神分析学会では、精神分析がユダヤ人の学問であることに誇りをもとうではないかとさえ提言している。[*4]

ウィーンでユダヤ人仲間だけで（つまりごく内輪だけでひっそりと）分析研究の集まりをもっていたフロイトのもとに、突然ユダヤ人ではない、それも反ユダヤ的な思考を内在させたキリスト教徒かつゲルマン民族の一員としてのユングが隣国のスイス・チューリヒから訪ねてきたのは１９０７年のことであった。この来訪は、とりわけフロイトにとって、それまでのローカルな少数グループに過ぎなかった精神分析を発展させるまたとないチャンスを意味してもいた。しかし、ウィーンのユダヤ人仲間のあいだでは逆に抵抗が生まれる。つまり、精神分析の主導権争いがはじまったのである。あくまでも開祖フロイトを信奉してユダヤ人仲間だけで精神分析を囲い込み、その独占権を主張するのか、あるいはユングのような非ユダヤ人をも招じ入れ、そうした人びとに責任ある立場を分け与えてユダヤ人以外にも広く開放すべきか、という問題が生まれたのだともいえる。

これがフロイトと精神分析にとって単なる部分的な小さな問題ではなかったことは、その後の精神分析運動の歴史を一瞥すれば簡単にわかるだろう。すなわち、この問題をめぐって分派運動ともいえるその後の確執が何度も繰り返されることになる。それをフロイト個人の性格に由来すると見るのは単純にすぎる。実際、ネオフロイディアンズとも精神分析社会派の一人ともいわれるエーリヒ・フロムは、こうした単純な過ちを犯してしまった。彼の著書『フロイトの使命』[*5]（1959年）は、精神分析の分派の原因をもっぱらフロイト個人の性格における依存性およびそれを恥とする権威的傾向に求め、ブロイアー、フリース、ユングらとの交流破綻の主たる理由としている。ヘルベルト・マルクーゼもほぼ同様にフロイトの「人間像」にそうした一因を見ようとする[*6]（1956年）。たしかに、フロイト自身の性格や人間像を分析するのなら、そこには一定の父権主義ともいえる権威主義的傾向なり特徴なりを指摘することは容易である。しかし、19世紀半ば生まれの中欧の一般的な男性像を考えるなら、フロイトだけが際立ってそうした特色をもっていたとはいえないのではないか。

いずれにしても、ユングの参加を機に、フロイトからの離反の動きが目立つようになる。そしてフロイトの伝記でお馴染みのジョーンズは、このユングの参加から離反までのあいだの1907〜19

14年という時期を精神分析運動のはじまりととらえている。では、この時期に具体的に何が起きたのだろうか。

すでに述べたように、ユングの参加に対してはウィーンのユダヤ人仲間のあいだで将来の主導権に関する不安や不満が持ち上がった。その最初の象徴的な事件は1910年のニュルンベルクでの大会中に起きた。この会でフロイトがユングに国際精神分析学会の会長職を割り振る提案をしたところ、その夜にウィーンの仲間がシュテーケルの部屋に集まって抗議の集会を行っていると聞いたフロイトは、急いでそこへ出かけてゆき、強く説得を試みる。「われわれはユダヤ人であり、分析運動もユダヤ人の運動だと非難されるであろう。スイス派はこの非難から救ってくれるだろう」と。この説得によって、ユングは国際精神分析学会の初代会長となるのだが、それで分派運動が止むことはなかった。

ウィーンへのこだわり

ところで、フロイトの自宅兼診療所のあったところは1960年代から博物館として保存・公開されている。実際に訪れた方も少なくないであろう。この地区は市の北側、運河の南側の商店住宅街(ベルクガッセ)[*7]であり、東に隣接する別の区には映画で有名なプラーターの観覧車がある。しかし、その西隣地区はブリギッテナウと称される移民の多い貧乏な地域であり、そこにかつて青年のヒト

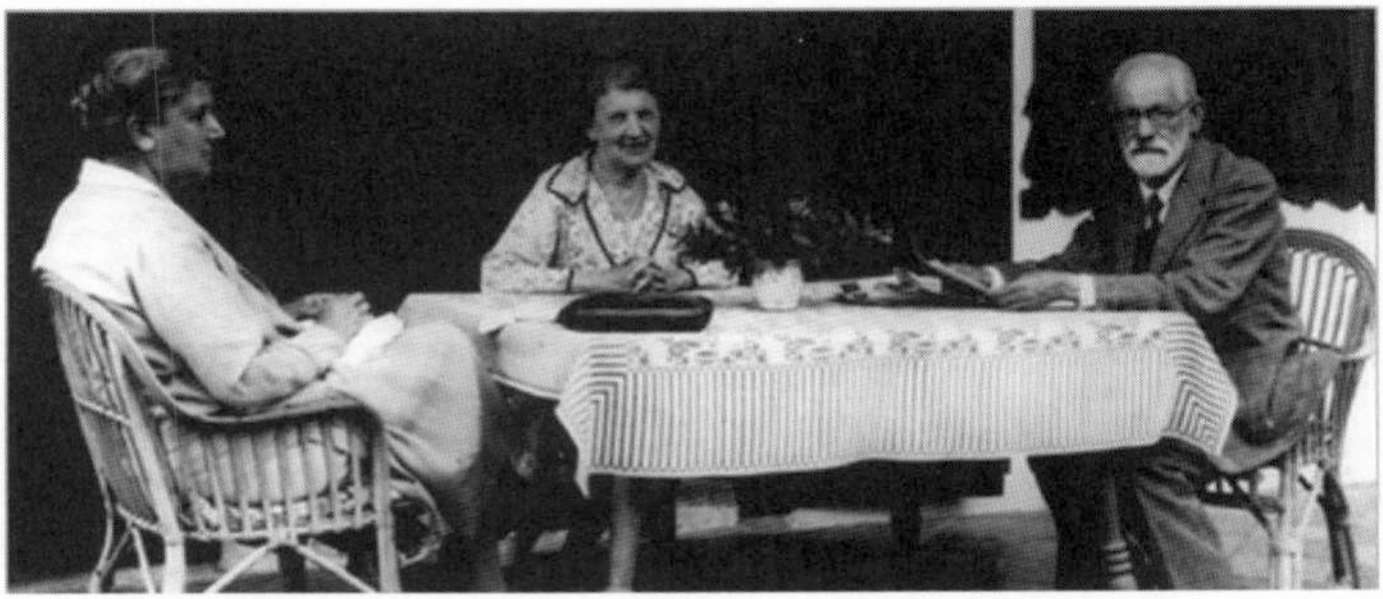

ウィーンの自宅中庭におけるフロイト。中央は妻のマルタ、左はその妹ミンナ・ベルナイス（1929年）

ラーが投宿していた貧民宿もあった（今では老人ホーム）。

また、ロンドンへ亡命したあとの住まい[*8]が具体的にどのような場所であったのか、筆者は訪れたことがないのでわからない。しかし、死の直前まで診療していたと記すものもあるので、自宅兼診療所であったのか。フロイトが、このロンドンの住まいに満足していたのかどうかも直接の感想を記した文書がないのではっきりしない。フロイトはこの終の棲家に移ってから1年足らずで病死する。フロイトとともに亡命した妻のマルタ（ハンブルク出身の正統派ユダヤ教徒）は、戦後の1951年にここで死んだ。90歳だった。フロイトが死ぬ10年前、ウィーンの自宅で撮影されたモノクロ写真が残されている。左手はマルタの妹ミンナ（開業以来、フロイト一家の家政婦）で、中央がマルタである。これを見ると、実に心地よさそうな、のどかな一枚の家族写真のような印象を受ける。このとき、フロイト自身はすでに上顎癌になって治療を受けていたので、それほど心地よくはなかったのかもしれない。たしかに、その表情には硬い印象もある。だとすれば、この時点でフロイトはますますウィーン以外の土地への転居など考えられなかったかもしれない。老齢に加え、主治医の所在（治療先）、種々の生活の拠点、ユダヤ人仲間、そしてなかんずく、定期的なユダヤ教徒の集まりの場としての「ブーナイ・ブリース協会」[*9]の所在地としてのウィーン、である。少なくとも10年後に自分が妻子とともに亡命することになろうとはまったく予測していなかったであろう。

結論を急ごう。

フロイト自身が書き残したもの、フロイト研究者や伝記作者が戦後になって著したもの、フロイトを取り囲むさまざまの環境や人間関係、それに何よりも大状況的な歴史過程などを総合的に勘案してみると、やはりフロイトは自らがユダヤ人であり、ブロイアーをはじめとする共同研究者らもまたユダヤ人であり、症例となった患者たちもほとんどがユダヤ人であったことから、精神分析もまたユダヤ的メンタリティーの所産であったと考えていたのであろう。そして、ユダヤ人でありながらもフロイトはウィーン市民であり続け、そこで長年にわたり開業して生活していた以上、やはりウィーンという居場所に対する愛着は相当に強かったと思われる。その分、精神分析だけはユダヤ的ないしはユダヤ教的という狭い限定を極力避け、またウィーンというヨーロッパや世界全体からすればローカルな都市だけに限定することを嫌ったのではないか。つまり、自分個人はそうしたローカルなユダヤ人なのだが、そこから生み出された精神分析は、あくまでも普遍的で世界的なものである、との主張である。これには、前章で論じたとおり、反ユダヤ主義者からの攻撃に対し身を守ろうとする強い自己防御の姿勢も含まれている。

だが、こう考えてはみても、やはりなお完全に納得することは難しい。というのも、フロイトは、一方で、精神分析があくまでも傍流にとどまり主流から外れて孤立していることが重要なのだと語ったり書いたりしているからである。もちろん、このような姿勢も反ユダヤ主義から精神分析を守るために打ち出されたものであろう。つまり、学界の主流である大学精神医学に対抗する傍流としての精神分析の存在価値を強調する姿勢である。しかし、それなら精神分析はあくまでも傍流にとどまり、普遍的な学問とはなりえず、したがってフロイトとその弟子たちが主張するように精神分析が普遍的科学などということは的外れとなる。

彼にとって、ヒトラーのようにウィーンに復讐することなど思いもよらなかったに違いない。この愛着ある街を捨ててロンドンというさらに大きな異国の首都に逃れざるを得なくなったとき、フロイトの心中は決して安堵に胸をなでおろすような穏やかな具合にはいかなかった。いや、その逆であろう。心は千々に乱れ、もはやこれまでと死を覚悟していたのではないか。実際、ロンドンに到着して1年余りのちに、フロイトは本当にあの世へと旅立ったのであるから。

【注】

＊1　ゲイ・P、入江良平訳（1992）『神なきユダヤ人――フロイト・無神論・精神分析の誕生』みすず書房、148頁

＊2　マノーニ・O、村上仁訳（1970）『フロイト――無意識の世界の探求者』人文書院

＊3　ウィーンに対する復讐という点では、ヒトラーのそれが直ちに想起される。ヒトラーはこの都会で二度の屈辱（芸術工科アカデミーを二度受験し、いずれも不合格となる）を味わい、さらに無一文となって貧民宿に入るしかなくなった。1933年ドイツ首相となり政権を握ったのち、1938年にはオーストリアを併合する。彼は故郷の町リンツを愛し、そこにヨーロッパ最大の美術館を建設するという構想を死ぬまで抱いていた。1945年ベルリン陥落を前に、地下壕でなお、お抱え建築家シュペーアと共に製作した美術館の模型を眺めては心の慰めにしていた一方で、「ウィーンにはビタ一文くれてやらない！」との怒りの言葉を口にしていた。事実、彼はウィーンの美術館が所蔵する多くの名作を取り上げて、それを将来リンツへ移す計画であった。

＊4　ゲイ前掲書

＊5　Fromm, E. (1959). *Sigmund Freud's mission*. Harper and Brothers.（佐治守夫訳［1959, 2000］『フロイトの使命』みすず書房）

＊6　マルクーゼ・L、高橋義孝・高田淑訳（1972）『フロイト――その人間像』日本教文社

＊7　フロイトは1891年に最初の開業地だったウィーン市内のショッテンリング（Schottenling）からベルクガッセ19番地（Berggasse 19）へ引っ越す（フロム前掲書）。

＊8　インターネットで検索する限り、ロンドンのハンプステッドにあったフロイトの亡命先の住まいは、フ

ロイト博物館になっているようだ。なお、イギリスへの亡命ビザ申請は、早くからフロイトに亡命を勧めていたアーネスト・ジョーンズによってなされた。

＊9　1843年ニューヨークで設立されたユダヤ人コミュニティーのための相互互助組織。フロイトが所属したウィーン支部は1895年に開かれた。

第四章 フロイトの癌とその主治医

フロイトのパトグラフィー

精神分析の産みの親とされるジグムント・フロイトが、上顎癌を患い、それが死因にもなったことは広く知られている。しかし、フロイトが正確にはいつ頃からこの病に冒されていたのか、それとどう闘病したのか、治療はどのようになされ、治療した担当医つまり主治医とはどのような人物だったのか、などなどの事実は精神医学史的に見ても意外に不明瞭である。すなわち、フロイトの晩年を中心に、いくつかの書物が存在し、その一部はすでに邦訳されて手軽に読めるにもかかわらず、あまり言及されることがない。また、フロイトの心理状態や精神医学的な病名など、いわゆるパトグラフィーといえるものは存在するが、それもこの重大な身体疾患抜きに考えることは難しいのではないか。逆にいえば、癌という身体の重大な病（パトス）抜きに、彼の真の病蹟学（パトグラフィー）は完成できないようにも思われる。

フロイト自身が、自己の心理状態や身体的健康にかなり気を使う人間であったことは、その伝記や生前の膨大な書簡などによって知られている。そのことで、フロイトが「心気症」（ないしは疾病恐怖症）であったとする研究者もいる。あるいは、その書簡や著作物などを分析して、彼が「強迫神経症」を患っていたとするものもある。また、親しい人物に宛てた手紙の内容などに、ときおり自らの心理的不調ないしは抑うつ状態が記されていることで、「うつ病」ないしは「躁うつ病」とするものもある。ここでは、そうしたフロイトに関する既出のパトグラフィーに見られる結論の妥当性などに関する議論は行わない。そうではなく、フロイト個人を悩ませ、最終的にその死因ともなった癌をめぐる経緯と、受けた治療および治療者に関する事実を中心に検討してみたい。ただし、それらの事実が、彼の個人的な著作内容にどのように反映されていったのかの詳細については、あえて簡潔に触れるにとどめる。より詳しくは既存の、たとえば、フロイトの主治医であったマックス・シュールの著書（『フロイト――生と死』[*1]）などを参照してほしい。

死の意識

フロイトは、第一次世界大戦の終わったのちの1920年の年明け早々に、娘のゾフィーをスペイン風邪で失っている。この病の原因は今日のインフルエンザ・ウイルスであるが、当時は原因も治療薬もワクチンもなく、世界的大流行（パンデミック）を引き起こし、1918年に最初の流行が起きたのちにも翌年、翌々年と繰り返し、結果的に世界でおよそ5千万人の命を奪ったといわれる。しかし、その一方で徴兵年齢にある若者の感染拡大によって第一次大戦に終止符が打たれたともされる。ちなみに、それから約百年が経過した21世紀の今日、われわれが新型コロナウイルスによる新たなパンデミックに直面しているのは何とも皮肉である。

それはともかく、フロイトにとっては孫までいる娘の突然の病死（フロイト自身の書簡では発症後わずか四日目）は相当なショックであったろう。しかも、まだ27歳だった。奇しくも今述べたとおり、人類は新型コロナウイルスという未知の病原体によるパンデミックを経験し、世界的に多数の人命が失われつつあるのだが。

この出来事を境に、フロイト自身すでに構想していた「死の本能（タナトス）」の地位格上げをいっそう真剣に取り上げるようになる。その結果は同年に公刊された論文『快楽原則の彼岸』で十分に記述されるが、これに合わせるかのように、フロイトの周囲では、関係者の死が増えてくる。たとえば、精神分析学会にとって重要なパトロンだったフォン・フロイントの癌死、友人ルードヴィヒ・ビンスヴァンガーの息子の事故死など。

そして、これらの死の重なりとともに、フロイト自身も己の死を意識するようになる。まるで死の本能を自らが意識化したことによって、その存在の正当性を証明するかのように。

しかし、この死の意識、つまり自己の人生の終わりに対する意識は、１９２３年に入って決定的となるのである。すなわち、口腔癌の疑い（のち上顎癌と確定）によって実施された切除手術こそ、フロイトにとって前代未聞の苦痛と葛藤をもたらした出来事であり、この年から16年後にそれがもとで彼は死ぬことになる。それほど重大な出来事であるので、ここでは１９２３年の病状と手術について、やや詳しく検討してみたい。

最初の手術

フロイトが大の葉巻好きであったことは自他共に認める事実だった。精神医学的な表現でいうなら、フロイトは明らかなニコチン依存症であった。彼の肖像写真には葉巻がまるでトレードマークのように収まり、友人宛ての手紙にも好物の外国産葉巻を頼んだり、送ってもらったお礼などが数多く記されたりしている。このヘビースモーカーぶりがフロイト自身の健康にとって、何か良くない兆候を現したことは、1923年に至るまでほとんどなかった。わずかに、のちの1929年に彼の主治医となるウィーンの内科開業医マックス・シュール（Max Schur, 1897-1969）が、第一次大戦の続いていた1917年に狭心症と思われる胸痛の既往があったことを記しているが、それはフロイト自身の1929年当時にシュールに対して行った陳述にすぎず、シュール自身が遡って医学的に診断した病名ではない。[*2]

それよりも、明らかな最初の兆候はフロイト自身が認めた口腔内の白板症（ロイコプラキー）で、それが1923年の初頭つまり66歳のことであった（彼はその年の5月で満67歳となる）。もちろん、フロイトがその兆候をどこまで深刻なものと認めたのかははっきりしない。むしろ、それまで家族や友人から再三いわれていた禁煙の勧めが医者の口から直に警告されることを恐れた。すなわち、白板症という口内の異常が喫煙と関連しているという認識はあった。また、それが一種の前癌状態に相当するという認識もあっただろう。そうでなければ、医学的に禁煙を勧奨されたとしても、さほど深刻に受け止める必要はないし、フロイト自身がその後もやったように「否認」しさえすれば済んでしまうことだからである。

しかしフロイトは、この兆候を精神分析の弟子の一人へレーネ・ドイチュの夫で内科医のフェリックスに相談した。彼はそれが前癌症状であることを直ちに見抜き、フロイトに専門医への受診を勧めた。しかし、シュールによれば、ドイチュはあくまでも良性の病変であるとフロイトに告げてはいたが、受診を躊躇するフロイトに対してあまりにしつこく受診勧告をしたので、フロイトはかえって何か隠しているのだとの疑いを抱いたという。この件があってからフロイトとドイチュとの関係はまずくなり、フロイトは結局外科医ハイエクに相談して、その勧めを受け入れ口腔手術を受けることになった。１９２３年4月23日、彼は家族にも知らせないままハイエクの病院を受診し、はじめての手術を受けた。しかし、当時はなお口腔外科の専門医は少なく、ハイエクの技量も低かったので、フロイトは術後、出血と痛みに襲われ、回復まで時間を要することになった。また、術後に受けた放射線治療によっても痛みがひどくなった。結局、この最初の手術は医学的にも失敗だったと思われ、フロイトはウィーン大学病院に最初の口腔外科を開いたハンス・ピヒラー（Hans Pichler, 1877–1949）による新たな根治術を受けることになった。ハイエクによる手術の詳細や、フロイトがどのようにしてピヒラーと出会ったのかの経緯は明らかではない。しかし、術後になってフロイトが自らの病変が良性などではなく悪性のものであり、それに対して真っ向から対処しようという意識を強くしたことは間違いないであろう。というのも、ピヒラーは9月の最初の診察でフロイトの病変が前癌状態であり根治手術が必要であることを告知し、フロイトもまたそれを受け入れて手術に同意したからである。シュールによれば、ピヒラーはこのとき「右軟口蓋に噴火口状の潰瘍化した腫瘍を認め、それが頬部や下顎にまで広がっていた」のを確認した。

こうした経緯で、フロイトは同年9月23日（まさしく死のぴったり15年前）、局所麻酔により患部の根治的切除術を受けた。結果は悪くなかったが、術後に装着するプロテーゼ（切除により欠損した部分を補塡する義歯を含む口内装着用部品）の脱着が非常に難しく、その改良に時間と経費が費やされ、さらにはピヒラーが根治術で見逃しがあったことに気づいてフロイトに再手術を提案し、フロイトも受け入れるなどのややこしい経緯が生まれた。

結局、同年11月12日、フロイトは合意の下でピヒラーの再手術を受ける。その結果は悪くなかったようで、翌24年に入るとフロイトは診療活動を再開する。しかし、自分が癌であること、しかもその原因が大好物の葉巻にあるらしいことはフロイトにとって新たな葛藤を抱かせ、さらにプロテーゼを必要とする日常生活の不便さとも相まって、それまでとは異なる人生の段階を迎えざるを得なくなった。新たに生じる白板症にも絶えず警戒が必要となり、そのためピヒラーのもとを受診する回数も増え、少しでも怪しい箇所が見つかれば、電気凝固により患部が焼却された。それに加えて25年には、新たな1回の手術を受ける。また、この年の終わりには、精神分析運動初期からの盟友でベルリンに精神分析研究所を開いて活動していたカール・アブラハムが突然病死した。

死の恐怖

1926年に入ると、口腔内の病変は全般的に悪化し、シュールによれば、以後「悪化と手術による無限のサイクル」がはじまった。それに伴ってフロイトの死に対する認識にもさらなる変化が生まれたであろうことは容易に想像がつく。それは何よりも自分自身の死に対する認識であり感情であったろう。今日のわれわれは精神腫瘍学（Psychoncology）なる専門分野をもっているが、1926年の当時は心身医学あるいは心療内科などという分野すらなかった。こうした分野は、皮肉にもフロイトの創始した精神分析に由来する。しかし、その嚆矢は、ちょうどこのあとにアメリカへ移住したフロイトの弟子フランツ・アレキサンダーによって形づくられるのである。ここでその詳細は述べないが、要するに不安感や死の恐怖などはフロイト個人に限らず、癌を病む人間であれば誰しもが抱く自然な心理であり、そこから自己の人生観や死生観のような認識が生まれる。つまり、上顎癌を患ったフロイトが例外などではなく、ごく一般的にそうした心理から認識の変化が生まれ、癌を患う以前と以後の人生を明瞭に区分する境目が現れたりする。

フロイトもまた、このころを境に死の恐怖こそがあらゆる恐怖の大元であると考えるようになった。それが論文として明記されたのが、ほかならぬ『不安、症状、制止』（1926年）だった。一方、不安という心理は神経症の根本的な原因であるが、死の不安は数ある不安のひとつとされた。

主治医ピヒラー

ここで、フロイトの患った上顎癌のその後の経過と心理について述べる前に、１９２３年の根治術以来もっぱらその治療に当たってきた口腔外科医ピヒラーについて言及するのが妥当であろう。すでに触れたように、フロイトがどのような経緯でピヒラーと出会ったのかの詳細はわからない。しかし、ピヒラーは前医ハイエクと密接に連絡をとって手術に臨んだと考えられるので、あるいはハイエクが介在していたのかもしれない。ピヒラーは１８７7年1月9日にウィーンで生まれたから、フロイトよりも十歳余り年下の医師であった。プラハ、フライブルク、ウィーンの各大学で医学を学び、１９００年卒業。その後、シカゴ大学へ留学して歯学を学んだ。１９０3年ウィーンで開業し、ウィーン大学第一病院外科に籍を置いて口腔外科の研鑽を続ける。第一次大戦で多数の顔面損傷患者を診療したことで彼の臨床経験は群を抜いたものとなり、終戦後の１９１9年には同外科の員外教授《アウサーオルデントリヒ・プロフェッサー》となった。１９２8年にウィーン大学歯学部正教授、30年歯学部長となる。１９２3年からフロイトの外科手術執刀医となったこと

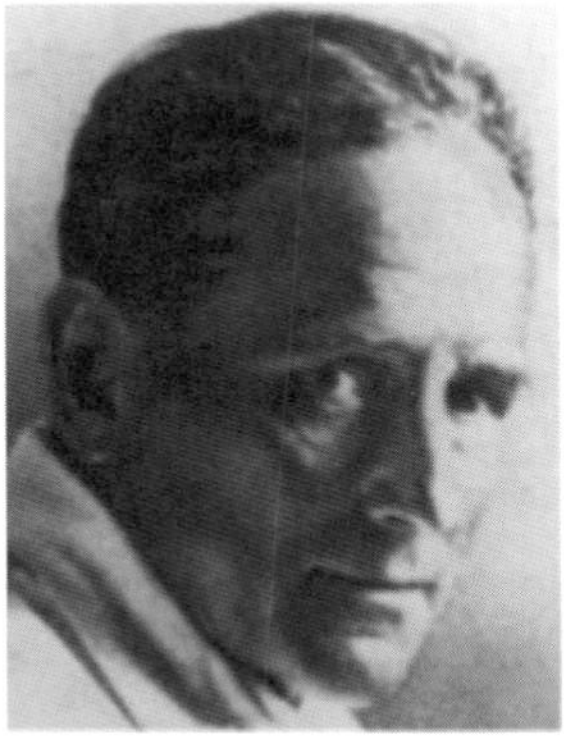

ハンス・ピヒラー
(1877–1949)

は上述のとおりである。１９３８年、オーストリアがナチ・ドイツの一部となって以降、彼はナチ党員になったと考えられる。実際、１９４５年にナチ・ドイツが崩壊してオーストリアもまた連合国に占領されるとピヒラーは大学教授を辞して（あるいは非ナチ化により解雇されて）引退生活に入り、１９４９年２月３日にウィーンで死んだ。フロイトの主治医シュールによれば、強迫的性格の完全主義者であったという。

実際、フロイト自身も患者としてピヒラーのこの完全主義に辟易し、一時は担当医を変えようと奔走した。彼は実際に１９２８年から翌29年にかけて約1年余り、ヴァインマンという医師に担当を依頼し、その間ピヒラーには連絡をとらなかった。そのきっかけは、１９２７年になってから何度も作り変えを指示してはその都度できてくる新しいプロテーゼにあった。ピヒラーは完璧を求めて技師に指示していたのだが、患者であるフロイトにとっては肝心の飲食や喫煙といった日常生活にも差し支えるうえ、費用も馬鹿にならないものであった。「収入の多くが義歯代に回り肝心の精神分析出版事業への支援すらできない」という彼の嘆きないしは愚痴も、それを裏付けている。

主治医シュール

フロイトとピヒラーとの関係が再び戻るきっかけとなったのは、１９２９年初頭に患者であり弟子でもあったマリー・ボナパルトの紹介と勧めにより、新しい主治医候補としてフロイトに会いに来たウィーンの内科開業医マックス・シュールとの面接であった。シュールは、その前年、ウィーンで体調を崩したボナパルトを診療した若い内科医で、しかもかつてフロイトの精神分析講義を聴講していた。また、ボナパルト自身はかつてのフランス皇帝ナポレオン・ボナパルトの子孫に当たる富豪であり、フロイトの覚えもめでたかった。そういう背景があるので、シュールもフロイトを尊敬しており、フロイトもシュールの真面目さを買って自らの主治医となることを承諾した。

それを機にシュールは当然ながらフロイトの手術担当医であったピヒラーと連絡をとり、その病状を詳しく教えてもらった。したがって、若いシュールに対してピヒラーの医学的見解は、相当強く影響したものと思われる。このことで、シュールはフロイトがさらなる手術ではなく放射線療法を選択したいと相談したのに対して、シュールは反対して手術を勧めた。結局、その年の9月になってフロイトはピヒラーのもとを再診する。それに対してピヒラーは寛大な態度で受容したのでフロイトの不安は解消した。しかし、ピヒラーはフロイトの白板症がその間に増大・悪化していることに気づき、それはやがて翌30年4月の再手術へと結びつく。

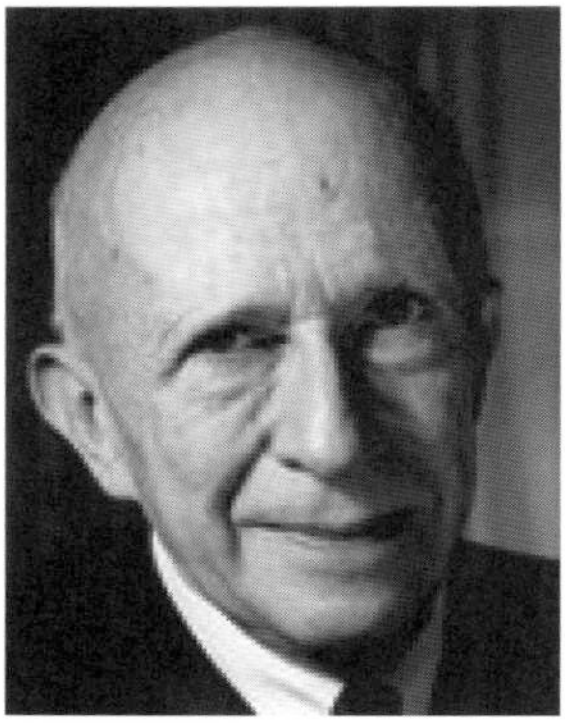
マックス・シュール
(1897–1969)

だが、それでもなおフロイトの口腔内で癌の増殖は止まらなかった。31年4月にはまたしても再手術となり、フロイトは術後の痛みに辟易し、己の人生に対しても投げやりな態度が見られた。このとき、はじめて傷口に局所麻酔剤のノボカイン（オルトホルム）を噴霧するという試みがなされ、それは痛みに対し有効であることがわかる。この処置によってフロイトには再び前向きな姿勢が現れた。しかし、それもつかの間、翌年3月7日には白板増大による再手術に至る。

人は、このような悲惨な経過に対してフロイトがなお前向きな姿勢を持ち続けたことに讃嘆の念を表すかもしれない。とりわけ、フロイト派をはじめとする精神分析関係者にはそうした傾向が顕著であろう。しかしながらフロイトとて所詮は一介の人間に過ぎないので、そのときどきの病状によって精神的に楽観したり悲観的になったりもするのは当然であろう。むしろ、深刻な病状にもかかわらず精神的に前向き一辺倒という方が不自然である。そして実際にも、上述のように心理的な揺れ動きが経過とともに見られる。

亡命に至るまで

このようにフロイトの病気に伴う認識の変化に対して、むしろ一貫して変わらなかったのは、ある種の歴史認識、とりわけヒトラーとナチスに関わるそれの方である。フロイトは、はじめて口腔腫瘍の手術を受けた1923年以降に、歴史文化論ともいえる三部作『幻想の未来』、『文化への不満』、『モーセと一神教』の草稿に取り組んだ。これらの論文は、フロイトが精神分析の知見すなわち人間の乳幼児期からの発達論を人類の歴史全体へ敷衍し、それが人類の発達史にも通じる点で精神分析の学問的な地位を高めるはずのものであった。それにかけるフロイトの意欲も並大抵のものではなかった。そのことはたしかに癌を患ったのちのフロイトに、闘病のための力を与えたであろう。また、ときには、それを完遂するまでは死ねない、死に切れない、途中で放り出すわけにはいかない、などの強い思いを抱かせたかもしれない。もしもそうであるのなら、己自身と己の周辺に何があろうと、どうしても仕上げねばならない三部作であったともいえる。その点では、隣国ドイツに何が現れようとも、また、何が起ころうとも、自分の仕事をやり抜くだけとの意識に変化があったとも思えない。

しかし、このことと歴史意識とは別物である。歴史意識とは、歴史を客観的に評価し分析するための根本的な前提であり、それなくしては歴史を正しく視ることのできない必要不可欠の見当識のようなものである。その点、フロイトは歴史意識に乏しかったと考えられる。というのも、1933年1月30日、ついにヒトラーがドイツで政権を獲得し、全ドイツ国民にラジオを通じて演説を行ったとき、フロイトはヒトラー政権は長続きせず、じきに別の政権が誕生するだろうという誤った認識のもと、きわめて楽観的な態度しか示さなかったからである（第一章参照）。もちろん、フロイト自身はドイツに住んでいたわけではないし、今日のようにテレビやインターネットなどの通信手段はまだ生まれていない世界にいた。しかし、フロイトの抱いたこうした認識は、明らかにワイマール共和国で次々と生まれては消える政権交代を意識したものに過ぎなかった。しかも、このどう見ても楽観的すぎる認識はその後も根本的に変化することはなかった。つまり、同年2月にはベルリンの国会議事堂放火事件が起きて3月になると全権委任法が成立し、いわゆる公務員再建法が議会を通過してすべてのユダヤ人は公職から追放され、最初の強制収容所がダハウに開かれ、ナチスに反対する人間は裁判抜きで保護検束の名のもと、そこへと移送されはじめたにもかかわらず、である。さらに、5月にはベルリンで最初の焚書が行われ、自らの著書が火中に投じられてドイツでは以後出版禁止となったのちでさえも。

フロイトが本当に危機感を抱き亡命を決意したのは、はるかのちの1938年3月22日のことである。この認識の根本的な変化の要因は、よく知られているように、愛娘のアンナがオーストリアに進駐してきたゲシュタポに拘束されるという事件であった。そのときになってはじめて、フロイトは患者で愛弟子のマリー・ボナパルトやアーネスト・ジョーンズらの進言を聞き入れ、一家で亡命を決意し、パリを経由してロンドンへ逃れることを決めた。実際、フロイト一家は使用人と主治医一家も含め、ナチ当局に亡命を申請し、亡命税などの高額の支払いを済ませたのちの6月に長年住み慣れたウィーンを発ち、オリエント急行に乗って終着駅パリへ向け脱出した。*3

話はやや飛んでしまったので、1933年に戻そう。ヒトラーが政権を獲得したこの年、フロイトは5月16日にピヒラーから小手術を受けた。また、9月5日には電気凝固処置を受けている。それまでの大きな切除術ではなく、これらの緩和的な処置で1年が終わったということは、ピヒラーから見てもさほどの増悪はなかったということであろう。フロイトももちろん大手術は嫌であったし、その後もできれば緩和的処置を望んでいた。そのような処置のひとつとしてフロイトが希望したのは、ラジウム療法であった。

1934年、彼は主治医のシュールを通じて専門家の意見を探り、実際にウィーンでラジウム照射を受けた。シュールによれば、最初の照射後に鼻出血などの副作用が出たので、シュールはその原因を別の専門家と議論し、プロテーゼに含まれる金属にラジウムが反応した可能性もあるとして、金属を含まない照射用のプロテーゼに替えて照射を試みたところ副作用もなくフロイトも快適だったという。そのため、ラジウム照射は以後も何度か行われた。この年は、シュールの記述ではフロイトが一度も手術なしで過ごした唯一の年であった。反面、ドイツでは突撃隊長レームが粛清され、ヒンデンブルク大統領が死去したため、ヒトラーが首相と大統領を兼ねるいわゆる総統の地位に登りつめ、それに伴ってオーストリアでもナチ党の動きが活発化した。それまで反ナチ的であったオーストリア首相のドレフュスが暗殺されるという事件も起こり、それらはフロイトをはじめとするユダヤ人にとって、どれもきわめて不穏な憂慮すべき出来事といえた。

それでもなお、フロイト自身は楽観的であったものの、1935年に入ると、口腔状態は急速に悪化した。3月にはピヒラーが、白板が増大しており、さらに乳頭腫が増殖していることを確認し、病巣に対して集中的な電気凝固を行った。しかし、その結果は思わしくなく、8月19日には大がかりな手術を行わざるを得なくなった。だが、その結果も予断を許さないものであった。白板は再び大きくなり、翌36年に入るとピヒラーは1月16日に再手術を、さらに3月10日には再々手術を行うことになった。この3月の手術後にフロイトは激痛を訴えた。この年の5月6日、フロイトは満80歳の誕生日を迎え、本来なら大祝賀会であってもおかしくはないにもかかわらず、まったく祝う気分にはなれなかった。7月18日、ピヒラーは、それまで前癌状態からの癌化を防ぐために手術を繰り返してきたという説明の基本を変更して、シュールとともにフロイトに対し、はっきりとした癌告知を行った。つまり、それらの口腔内病変はもはや前癌状態などではなく、明らかな癌だという説明である。そのことにフロイトは（少なくともシュールの記述では）何の動揺も示さなかった。しかし、この告知後の10月27日にはまたしても除去手術が行われ、さらに翌37年4月19日に再手術が行われた。後者は全身麻酔による手術だったというので、それ相応に大がかりなものだったのであろう。この間にフロイトの愛弟子の一人ルー・ザロメが死んでいる。

亡命

年が明けて、いよいよフロイト一家亡命となる1938年に入ったが、フロイト自身の体調はよくなかった。切除後の傷口は潰瘍化して痛みが増し、ときには激痛となった。3月12日、ついにヒトラーはオーストリア併合に踏み切り、ドイツ軍部隊は国境を越えてウィーンにも入城してきた。抵抗は一切なく、ただヒトラーを歓迎する多数のオーストリア人が街頭にあふれ、どこも異様な熱気と喝采に沸いていた。

フロイトが自宅兼診療所を構えるベルクガッセ19番地にもさっそくゲシュタポや突撃隊員らがやってきた。のちにホロコーストでユダヤ人大量移送を実行するアイヒマンは、戦後アルゼンチンでイスラエル情報部員により拿捕されてエルサレムに連行されたあと、イスラエル警察の調べに対して供述し、彼が「ユダヤ人問題担当者としてオーストリアへ入ったのは3月20日ころで、3月末には、すべてのユダヤ人商店は封印され閉鎖されていてユダヤ人指導者は拘束されていた」と語った。[*4] アイヒマンはユダヤ人指導者の拘束をいったん解かせ、協会を設立させて資産を管理するとともにユダヤ人の海外追放を推し進めた。その際、高額な亡命税を設定したり、ユダヤ人にとって不利な為替レートを設けて経済的搾取も推進した。この基本的な方式は、その後のユダヤ人政策のモデルとなり、戦争がはじまって海外追放が不可能になると、各地のゲットーや強制収容所が追放先となってホロコーストが実現した。実際、フロイトの亡命に従わずウィーンに残留した彼の四人の姉妹は、開戦後にテレージエンシュタットやアウシュヴィッツなどへ送られ、そこで死亡した。

さて、フロイト自身は、上述のような亡命税を支払い、6月4日ついにウィーンを後にした。このときには、すでに老化と衰弱でオリエント急行の列車のステップにも自力では登れないほどになっていた。主治医のシュールは肝心のこのとき急性虫垂炎を起こして入院してしまい、ロンドンには遅れて6月15日に着いた。また、ロンドンではピヒラーに代わってイギリス人口腔外科医ジョン・エクスナーが面倒を見ることになった。しかし、シュールとエクスナーの連携は必ずしもうまくはいかなかったようである。それにはもちろんイギリスとオーストリアにおける医療水準や言葉の違いなども関係していたであろう。しかし、やっとのことでロンドンへたどり着いたフロイトの口腔内の病状は思わしくなく、夏休みのあいだに再び白板と乳頭腫が増大し、シュールもオーストリアのピヒラーに連絡して応援を頼むしかなかった。

オーストリア無血併合は、ヒトラーを一段と勇気づけ、次にはチェコスロヴァキアがその標的に選ばれていた。とりわけ、ドイツ系住民の多く暮らすズデーテンラントが併合の対象となった。しかし、オーストリアはともかく、チェコにまで進軍すればイギリスやフランス、それにソ連とも緊張が高まって、悪くすれば第一次大戦の悪夢が再来しかねない。この緊張を一気に和らげたのが10月のミュンヘン会談だった。結果はヒトラーにとってまことに好都合なものとなり、ズデーテンはドイツに併合され、戦争は回避された。一時は、ドイツ国内にも緊張が走り、国防軍の一部将校によるヒトラー暗殺計画まで出されていたのだが、またしても無血進駐となり計画は撤回され、ヒトラー人気はますます高まった。

このような大状況のもと、フロイトにはその人生で最後となる手術がピヒラー自らの手によって実施された。すなわちピヒラーはシュールの要請を受けて9月7日にロンドンへ到着し、翌日全身麻酔のもとエクスナーと共同の手術が実施された。これによってフロイトは幾分体調がよくなり、同月27日には、予定されていたメアスフィールドの新居へ引っ越すことができた。ここがフロイトの終の住まいとなる。彼はその約1年後に、83歳で人生を終えるのである。

安楽死

はたして1939年、フロイトにとっての年明けは希望のもてるようなものとはならなかった。口腔内を上顎から咽頭および鼻腔近くにまで広がった癌は、痛みとともに食事、会話それに喫煙にとって障害となり、次第に鼻出血も現れた。ヨーロッパではヒトラーがさらにズデーテン以外のチェコ占領を目指し、戦争の暗雲が垂れ込め、さらにその先にはポーランドが控えていた（チェコは解体されてドイツの保護領となり、スロヴァキアは同盟国として独立した）。ヒトラーはすでにダンツィヒ回廊の返還をポーランド政府に要求しており、ポーランドは固く拒否を続けていた。

2月15日、フロイトはイギリスではじめて口腔内の生検を受けた。結果は悪性腫瘍すなわち癌であった。しかし82歳と高齢になるフロイトに、もはや手術に耐えるだけの体力は期待できなかった。3月にかけて放射線治療が行われた。4月21日、シュールは最終的な移住先のアメリカへ出発し、できるだけ早く手続きを終えてロンドンにもう一度戻ることをフロイトに約束して別れた。シュールによれば、このとき、フロイトは不安な表情を見せたという。もし事実であったなら、フロイトにとってそれが見納め、すなわち最後の別れだと思われたのかもしれない。あるいは、主治医に依存する患者の一般的な心理でもある分離不安がフロイトの心の中に生まれ、それが表情となって外面化したのであろう。シュールが急いで移住手続きを終え、海路ロンドンへ戻った7月8日、フロイトはすでに上顎骨と頬骨の壊死に見舞われ、口内には癌性潰瘍が広がっていた。それらによる悪臭も起きてきた。

9月1日、ヒトラーはついにポーランドへ侵攻し、3日にはイギリスとフランスがドイツに宣戦布告して、ここに第二次世界大戦がはじまる。フロイトの容態はますます悪化し、もはや眠ることすらできないほどの苦痛な状態を見せはじめ、シュールが与えた鎮痛剤も効果がなくなった。ナチ・ドイツのポーランド侵攻からちょうど3週間後、フロイトの要請もあってシュールはモルヒネ20ミリグラムの皮下注射を行った。つまり鎮痛剤ではなく麻薬が使用された。

シュールによれば、この麻薬の効果でフロイトは眠った。12時間後、つまりその翌日、再び同量のモルヒネが投与され、フロイトは昏睡状態になり、翌23日の午前3時に永眠した。

批判的再検証

以上、おもにシュールの記述に従ってフロイトの上顎癌の症状や経過を中心に述べてきたが、最後にこうした記述の内容と信頼性についても若干の批判的再検証を交えながら記しておきたい。

一応、以上のようなシュールの記述が正しいものと仮定すると、はたして上顎癌を患った一患者に対してピヒラーの何度も繰り返す手術による強迫的ともいえる対応に倫理的な問題はなかったのか、医師の完全主義に患者はどこまで犠牲にならねばならないのか、もう少し緩和的な対応ができなかったのか、などなどの疑問が生じる。この点については、もちろん当時の医学水準や医師患者関係、それに患者が精神分析の巨人フロイトというある意味で特殊な事情をも考慮しなければならないだろう。

そもそも癌は当時も今も医学的に見て確定的な治療法はなく、癌を含めて周囲の正常な組織まで摘出切除する、いわゆる拡大根治手術が第一に挙げられていたし、現在でも同様である。それが不可能な場合に放射線治療や薬物治療が、いわば補助的な手段として考えられる。この基本に従えば、ピヒラーの治療は正解だと思われる。しかし、その反面、フロイトに何度も新しいプロテーゼを作り直させたり、三度の食事、大切な会話、それに自らの依存欲求を満たすための喫煙という生きるうえでの重要な日常動作に多大な不自由を強いた。つまり、今日でいうところのＱＯＬ（生活の質）は、著しく低下した。フロイト自身も一時は、そうしたピヒラーから逃れようとした。しかし、主治医となったシュールは、ピヒラーの手術優先の治療方針を評価し、フロイトにもそう伝えていた可能性が高い。内科医であるシュールにとって、手術の腕をもち、しかも自分より先輩に当たるピヒラーに逆らうことは難しかったであろう。シュールがどのような性格の医師であったのかについては評伝もないため、その著書から推測するしかないのだが、きわめて真面目で小心な若者であったと思われる。ピヒラーのように外国留学までして大学に新しい口腔外科講座を開設したパイオニア的立ち位置の「強い性格」とは対照的な人物ではなかったのか。

そう考えてみると、シュールは、ある意味ではピヒラーに従属しており、フロイト個人の主治医という立場よりも、強いピヒラーにコントロールされ、完璧な切除治療を遂行するための駒のような存在だったのだろうか？　あるいは、もっとはっきりいえば、上顎癌を病むフロイトに対して、ある種のサディスティックな欲求をピヒラーとともに分かち合っていた――これは言い過ぎであろうか？ピヒラーもシュールも、もし患者がフロイトではなく、無名の一個人であったなら、そこまでせずに対応を変えていたであろうか？　つまり、これほどまで執拗に手術を繰り返し、そのことでＱＯＬの低下を犠牲にしていたであろうか？

これに関連して、もうひとつの疑問も生まれる。シュールによるモルヒネ投与はいわゆる安楽死だったのであろうか？　もしそうであれば、医療倫理上の問題はなかったのか？　上述のように、シュールはフロイトが末期状態にあり、それ以上の治療法がなく、睡眠障害をきたすほどの苦痛にあえいでいて、しかも本人の希望があったのでモルヒネ注射を実行したという。これらの条件は、今日の日本においても積極的安楽死の法的許容要件を満たしているように思われる。しかし、ここでさらに重大な疑問が生じるのである。すなわち、フロイトに最後にモルヒネを与えた人物は、本当にシュールだったのか？　という疑問である。

実は、それがシュールではなく、アンナの友人だった小児科女医ジョセフィーネ・シュトロスであったという検証研究が近年アメリカで発表されている。[*5]シュトロスは1901年にウィーンで生まれ、小児科医となり、児童分析をやっていたアンナの友人で、フロイト一家が亡命するとき急に同行できなくなったシュールに代わってフロイトに随行したまま結局イギリスに亡命してそのままロンドンにとどまった。戦後は小児科医院を開き、西ロンドン病院小児科にも籍をもち、同じくロンドンで児童施設を開設していたアンナとも共同研究を続けた。アンナは1982年に死去したが、シュトロスは1995年まで生きた。

シュトロスによるモルヒネの投与回数にも複数説があり、本当のところは何回であったのか疑問が残る。いずれにしても、9月17日に長年の弟子であり戦後はフロイトの伝記を著したアーネスト・ジョーンズが別れのあいさつにフロイトを訪問しているので、このときにはすでにフロイトも臨終に

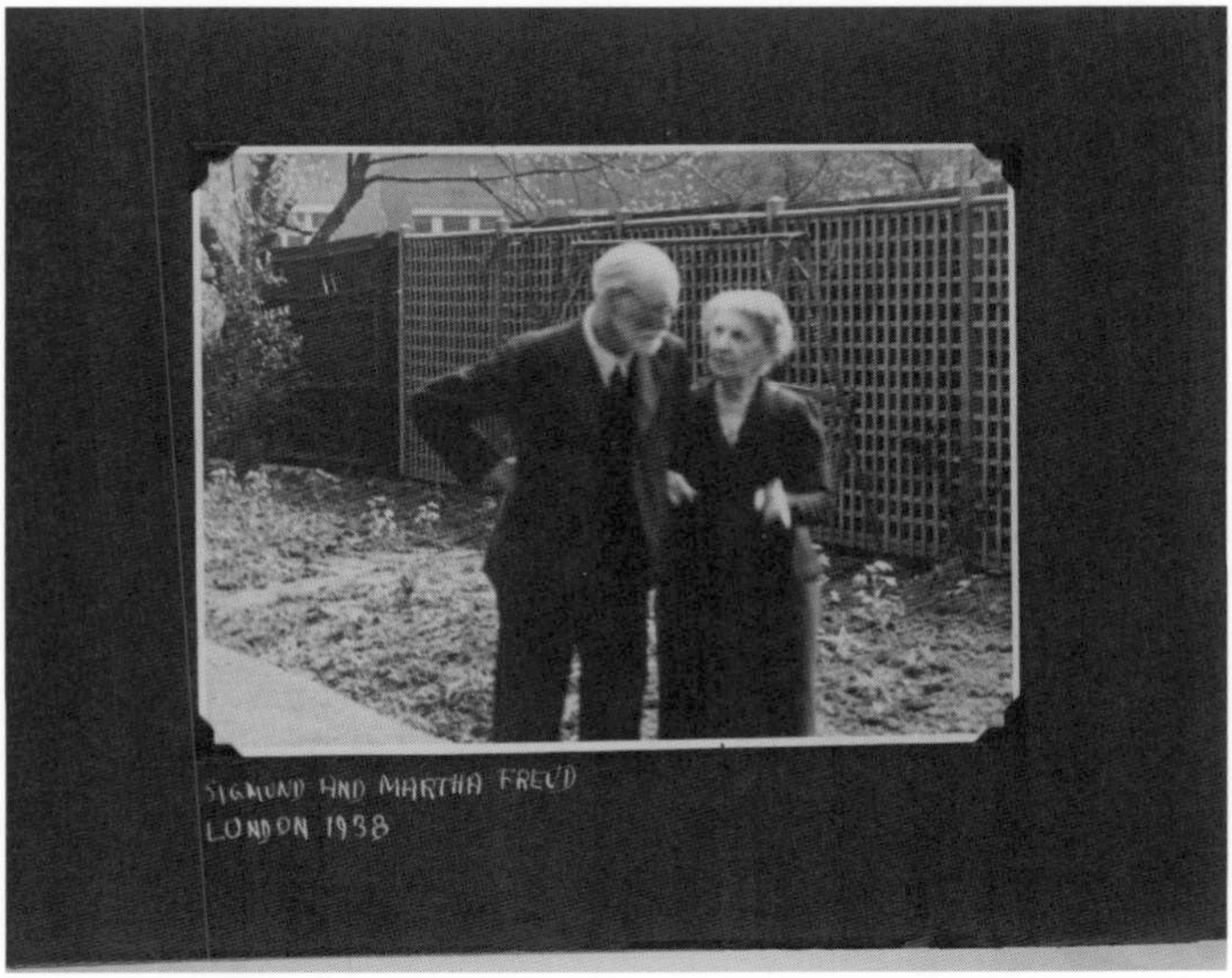

ロンドンのフロイト夫妻（1938年/フロイト博物館蔵）
フロイトは珍しく患部のある右側の顔で写っている。服装からすると秋か？
アルバムの下には月日の記載はない

近い状態だったのであろう。シュールがはじめてモルヒネの皮下注射をしたというのは、その四日後であるから、まさに死の直前に近いターミナル期であったといえる。それならシュールに安楽死、それも自殺幇助の責任を問うのは酷であるような気もする。それは仮にシュトロスであっても同様である。

しかし、もし本当にアンナが父親の苦しみを見かねて友人のシュトロスにモルヒネの投与を頼んだとするなら、なぜシュールは自分がやったと嘘をついたのであろうか？　それに、肝心の最期、いわばいまわの際にあって、主治医シュールはいったいどこにいたのであろうか？　そして、午前3時に死んだと記した根拠は何であろうか？　あまりにも真夜中なので、翌朝息のないフロイトの死亡診断書を作成するときに、よくあるように、あとから死亡時間の推定を行ったのであろうか？

精神分析の創始者フロイトは、たしかに**1939年9月23日に満83歳で上顎癌のため世を去った――最期はモルヒネの注射による疼痛緩和によって。**これは精神医学史的に間違いのない記述である。しかしながら、それ以外の点、その他関連する諸点では、以上のように多くの不明箇所がある。精神医学ないしは精神分析の歴史を隈なく解明し叙述してゆくうえでも、これらの疑問に対する解明が待たれるのである。

【注】

＊1　シュール・M、安田一郎・岸田秀訳（1972, 1979）『フロイト――生と死（上・下）』誠信書房
以下、本文中の手術と治療に関する箇所は、主として同書の下巻にある記述を参考または引用した。
＊2　シュールの記述では、あたかも確定的な既往歴のように書かれている（前掲書を参照）。
＊3　コーエン・D、高砂美樹訳（2014）『フロイトの脱出』みすず書房
＊4　フォン・ラング・J、小俣和一郎訳（2017）『アイヒマン調書――ホロコーストを可能にした男』岩波書店
＊5　Lacoursiere, R. B. (2008). Freud's death: Historical truth and biographical fictions. *American Imago*, 65, 107–128.

第五章 フロイトと日本
──フロイトは日本人を本当はどう思っていたのか？

古澤と丸井

日本最初の精神分析開業医である古澤平作（1897-1968）は、東北大学医学部を卒業し、日本の医学界にはじめて精神分析を紹介した精神科教授の丸井清泰に影響されて同大学病院精神科に入局した。丸井はもともと東京大学医学部を卒業して青山内科に入局したが、青山の勧めで巣鴨病院（当時は東京府立の精神病院であり、今日の松沢病院の前身）へ出向した。おそらく、院長だった呉秀三（同時に東大精神科教授を兼任）の推薦で1915年、東北大学精神科講師となった。翌16年助教授になると、文部省留学生としてアメリカはボストンのジョンズ・ホプキンス大学精神科教授アドルフ・マイヤーのもとに留学。19年帰国して東北大学精神科教授となった。

この丸井の経歴は、日本の精神医学史のうえではかなり異例である。というのも、丸井ははじめ内科医としてスタートし、その後精神科医に転向したにもかかわらず、アカデミズムの世界で順調にキャリアを重ね、ついには公費留学生として渡米するという経験を積んだからである。日本の大学精神科医の多くが海外留学であればドイツを選択しているのに対して、留学先がアメリカになっているのは当時の第一次大戦のためである。この戦争で日本は、当時の日英同盟のよしみから連合国側の一員としてドイツに宣戦布告してしまったので、ドイツ留学の道は閉ざされてしまった。また、すでに留学していた精神科医らも、ドイツからは退去を迫られて、その一部はアメリカに渡った（たとえば斎藤玉男）。[*1]

話はそれてしまったが、古澤は、このような当時の精神医学界にあっては異例のキャリアをもつ丸井の影響を受けて精神分析の道に進んだのであるから、古澤自身も非凡な学徒だったのであろう。

しかし、古澤はフロイトの理論を学ぶうち、エディプス・コンプレックス説に疑問を抱くようになる。なぜなら、古澤は日本人であり、その限りにおいて日本的家族関係、とりわけ日本人的母子関係が、ユダヤ人フロイトが古代ギリシア神話から着想した母子関係には馴染まないことに強い違和感を覚えたからである。しかし、男児が父親を競争相手と見て異性としての母親を奪い合うとするエディプス説は精神分析の中核的な発達論であり、それを否定することは精神分析そのものを否定することになってしまう。そのような、いってみれば板ばさみの精神状態に置かれて、古澤が到達したのは「阿闍世《あじゃせ》コンプレックス」論であった。この論は、仏教経典に見る阿闍世王が母親に対して抱いた恨みの感情とそれに対する罪悪感が仏陀により救済されるというストーリーを、主として母子関係の基本に当てはめようとしたものであり、その念頭にはもちろんフロイトのエディプス説がある。しかし、古澤があたかも古代ギリシア神話の向こうを張るような、仏教徒であっても聞きなれない阿闍世という名を冠した論を持ち出してきたことはきわめて珍妙である。

そもそも、古澤は、実際に精神分析の産みの親フロイトのもとに留学しようという考えをいつ頃、どのようにして抱くようになったのであろうか？　単に丸井の影響によるものであろうか？　あるいは古澤独自の願望であったのか、あるいは両者相まっての結果だったのか？

日本における精神分析の歴史をはじめて詳細に著述した西[*2]によれば、古澤は丸井の精神分析に疑問を抱いており、直接フロイトに指導を仰ごうとしたからだという。しかし、古澤が具体的に丸井のどのような論理に対して疑問なり批判なりを抱いたのかについては明記していない。西が書いているのは、そうした論理的対立というよりも、丸井と古澤との「父子関係」的な情緒的葛藤についてであり、それはもっぱら古澤の書き残した文章に基づいていて、丸井の側が古澤に対してどう思っていたのかは不明である。

それはともかくとして、ここでは、古澤がはるばるウィーンのフロイトのもとへと旅立ったときの時代背景に関する考察も交えながら、古澤の留学時代を歴史的に検討してみたい。

古澤のフロイト訪問

時は1931〜1933年にかけて、という微妙な時代である。というのも、1931年、日本は中国東北部（満州）へ侵攻していわゆる満州事変が起こり、満洲国という傀儡国家を成立させていたからである。ドイツでは、ヒトラー率いるナチ党が政権の座につくまさに前々年に当たり、イタリアではムッソリーニのファシスト党がすでに権力の座にあった。この三国家は、のちに三国防共協定を結び、それはやがて第二次大戦時の日独伊三国同盟へと発展する。日本もまた、この同盟のもと太平洋戦争へと突入するのである。また、満洲事変に対しては世界の自由主義陣営から非難の声が沸き上がり、「リットン調査団」が組織され事変の調査に乗り出し、日本は反発して国際連盟から脱退してしまう。

そうした、いってみればキナ臭い時代に、古澤はドイツの隣国オーストリアの首都ウィーンへと向かう。当時は今のような国際航空路はなかったので、古澤は船便でヨーロッパへ入った。文部省の公費留学生であった丸井と違って、私費留学の古澤は経済的にも大変であったろうから、おそらく二等船室を利用しての船旅ではなかったか。

しかし、それほどまで苦労してウィーンにたどり着いたにもかかわらず、古澤はすぐにフロイトに会って話すことはできなかった。もちろん、古澤は事前にフロイトへ直接手紙を出すなどしていたであろう。目的地ウィーンについて、たとえばホテルなどからいきなりフロイトなり精神分析研究所なりに連絡しようとしたということは考えにくい。

アメリカへ留学した経験をもつ丸井は、英語は得意であったろう。それに対して古澤はドイツ語の会話がほとんどできなかった。当然、フロイトは母国語たるドイツ語のほかに同じアングロサクソン系の英語も多少は理解していたであろう。しかし、日常の会話となると母国語に優るものはない。それゆえ、古澤にとって通訳が必要だったのである。この通訳に当たったのが、当時ウィーンに留学していた同窓の黒川利雄だった。いずれにしても、古澤がウィーンに到着してフロイトと何らかの形で連絡をとろうとしたのは1931年末か1932年初頭の時期だと思われる。そして、実際にその面会が行われたのは1932年2月11日のことだった。場所はフロイトの自宅兼診療所で黒川が通訳として立ち会った。

西は先に触れた著書の中で、古澤がはじめてフロイトを訪問したときの様子を次のように叙述している。

「1932年2月11日午後1時ごろ、古澤はウィーンにいた友人の黒川利雄を通訳として伴い、フロイトの自宅を訪れた。出迎えたフロイトは、日本人に非常に興味をもっていると言い、東京の矢部から便りがあったといって、矢部から送られてきた写真を見せた。古澤は種々雑多なものが所狭しと並ぶ『考古学者の研究室』のような書斎に並ぶ仏像に注意を惹かれた。古澤は会話ができなかった。それに対してフロイトは、分析をするとなると語学が第一だ、それには女との交際も必要だろうと冗談を言ったという。」

なお、ここで触れられている矢部とは、1930年に渡欧し、イギリスのジョーンズのもとで訓練を受けたという心理学者の矢部八重吉のことである。矢部は同年5月7日ベルリンでフロイトに面会していた。[*3]

一方、フロイトの方はこの時期どんな日常を送っていたのであろうか？

第四章で検証したように、フロイトは1923年から上顎癌を患って繰り返し手術を受けていた。それに伴い、切除した口腔内の欠損部に充てるプロテーゼ（義歯を含む）の使用や作り替えで、食事、会話、喫煙などに不自由をきたし日常生活のQOLはかなり低下していた。古澤が面会したあとの1932年4月にも口腔内の再手術を受け、その後も電気凝固術を繰り返し、33年にも再手術を受けている。こうした健康上の問題が、フロイトをして遠くアジアからやってきた留学希望の訪問客に対する直接的な指導を避けさせた可能性は否定できない。それで、自分の代理として弟子の一人だったパウル・フェーデルンにバトンを渡し、フェーデルンは古澤に会って教育分析を勧め、その担当に古澤よりも1歳下の若い分析医リヒャルト・ステルバ[*4]（1898-1989）を当てた。ちなみにステルバは、やはりフロイトと同じ1938年に、スイスを経てアメリカに亡命しデトロイトで開業した。また、フェーデルンも同じくアメリカへ亡命しているが、こちらは戦後になって癌が悪化しニューヨークで

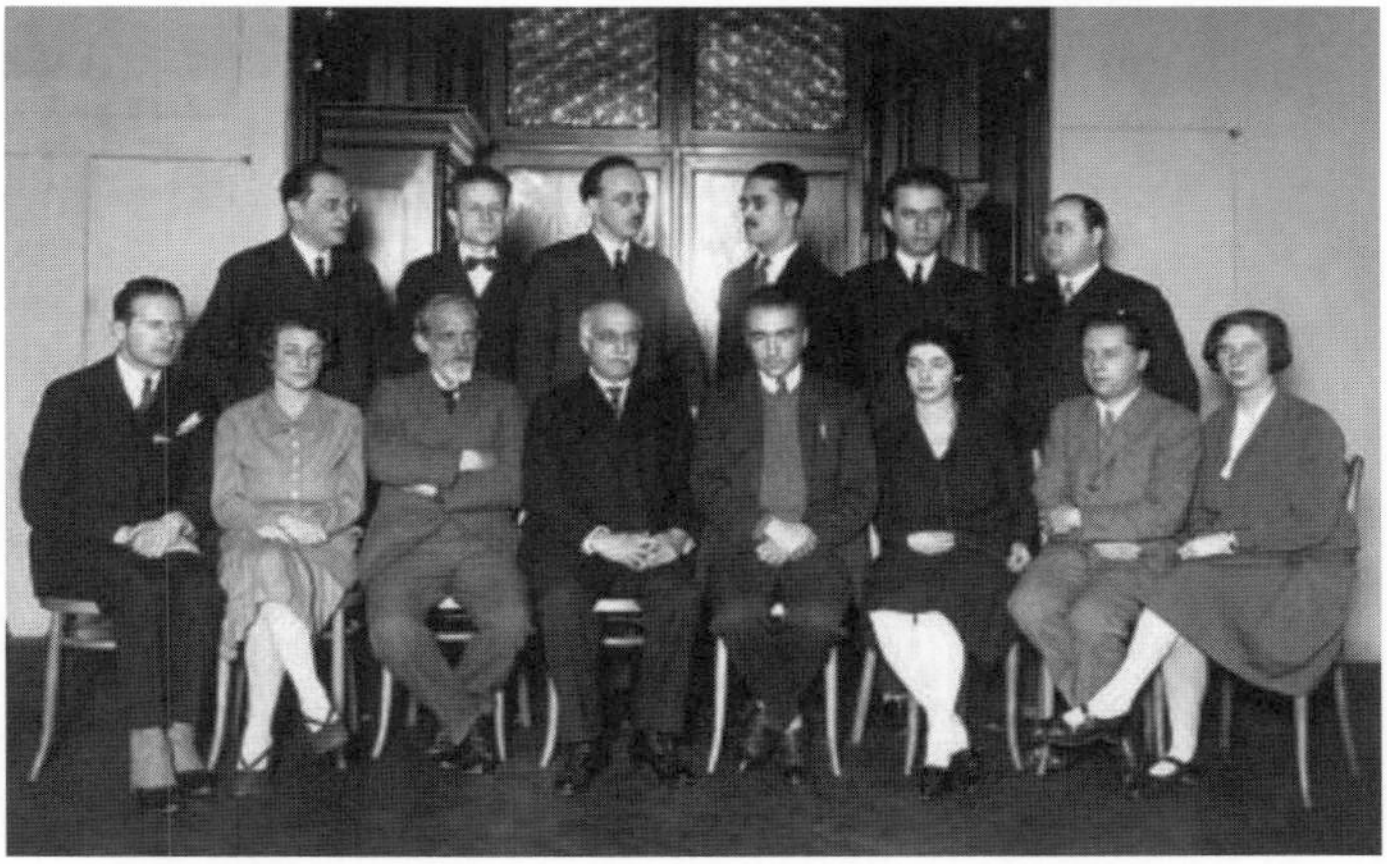

ウィーン精神分析訓練生の集合写真（1927年/前列右から2人目がステルバ）

自殺している。しかし、古澤と会ったとき、ステルバは亡命前であるから、古澤とは当然ドイツ語でやり取りしたのであろう。いずれにしても留学中の日常生活によって古澤もドイツ語に慣れ、不自由の度合いは減じたであろう。のちに彼は自らの「阿闍世コンプレックス」論をドイツ語で書いてフロイトに提出したというのだから。

結局、古澤は1932年をウィーンで過ごし、1933年には帰国して東京で開業した。この時期、ドイツではヒトラーが政権を握って全権委任法の下で事実上の独裁政治をはじめており、日本もすでに満州国を樹立した軍部の独裁的発言力が増していた（ちなみに515事件など、軍人による政治家暗殺テロも起きた）。イタリアのムッソリーニも古代ローマ帝国の再現を目指して遠くない時期にエチオピア侵略の挙に出ることになる。そうした窮屈な時代の中、日本で最初の精神分析診療所を開くのは、かなりの勇気が必要だったのではないかと想像される。しかし、当時は精神分析自体が精神医学の一領域としては認知されておらず、かろうじて先の丸井が東北大学で精神分析を紹介していた程度であり、せっかく遠くウィーンにまで留学したからといって、それが公に認知されるような医学界の土壌はほとんどなかったといってよい。古澤は開業する以外、生計を立てる道すらなかったということかもしれない。ちなみに、丸井は古澤が帰国したのちの１９３３年８月にフロイトを訪問し、東北大学の自分の精神医学教室に精神分析仙台支部を置く許可を得た。このことで、日本には先の矢部がすでに設立していた東京支部と並立する形で二つの、互いに協力関係もない精神分析国際支部が存在することになってしまった。

話はそれたが、フロイト自身は、遠く極東の日本からやってきた古澤という人物に対して、本当はどんな気持ちを抱いていたのであろうか？　残念ながら、それを推察できるだけの史料をわれわれはもっていない。フロイトはいかなる論文や著書においても古澤の留学およびその論説に言及していないからである。少し譲っても、私的書簡やメモなどの文書にすらそのような記録はない。普通に考えるなら、欧米以外の国で人種も文化も違う日本からの、それも単なる訪問者ではなくはじめての留学生であれば、いわば客人のようなもてなしの態度で臨んだとしてもおかしくはないだろう。そこまではいかなくとも、せめて何らかの言及くらいはあってしかるべきではないのか。上述のように、上顎癌のためQOLは落ちていたが、一連の文化論を執筆するなど、学問上の活動は続いていたのに、である。詳細なフロイト伝で知られるジョーンズの『フロイト——その生涯と仕事』には年次ごとの動向が叙述されているのだが、1932年の部分をはじめ、全頁にわたって古澤の件は全く記されていない。

それらがないという以上、基本的にフロイトは日本にも日本人にもさしたる関心はなかったということかもしれない。まして、そうした日本人による精神分析論など、どうでもよいと思ったのであろう。あるいは、もっと進んで、中国に侵攻し満州国などという傀儡国家をでっち上げ、国際連盟の調査が入って違法性が高いとの指摘を受けると、まるで椅子をけるように連盟を脱退した野蛮な国の人間などに、いちいち関わってなどいられない、いや、むしろ関わりたくない、と感じたのであろうか。当時の日本は、ヒトラーのナチ・ドイツのような極端な反ユダヤ主義を掲げていたわけではなかったのだが。

あるいは、こういう推察はどうであろうか？

精神医学者というよりも歌人として有名な斎藤茂吉は、第一次大戦後の1921年にワイマール共和国期のドイツへ留学し、ミュンヘン大学はクレペリンの下で研究生活をスタートした。ところが、初対面のとき、握手を求めて近づいた斎藤に対して、クレペリンはそれに応じなかったというのである。クレペリンは有名な愛国者であり、第一次大戦で敵国となった日本にネガティブな感情を抱き続けていたためという。日本は開戦早々にドイツ権益下にあった中国山東省の青島《チンタオ》を占領している。フロイトもまた、ユダヤ人であるにせよ、第一次大戦でドイツとともに日本を含む連合国側と戦ったオーストリア（正しくは当時オーストリア＝ハンガリー帝国）の人間であり、息子も兵士として参戦し、大事な患者の中にも戦死者が出たりして、やはり日本にはよい印象はもっていなかったであろう。だからといって、精神分析のシンパが国際的に拡大すること自体に自ら反対するわけにもいかない。だから、来るものは拒まず、という態度に終始した——どうであろうか？

戦後の古澤

結局、フロイトはナチスのオーストリア併合によってロンドンに亡命し、第二次大戦の開戦から間もなくして病死する（83歳）。一方の古澤は、第二次大戦から太平洋戦争中も東京で開業を続けたが、末期の大空襲でいったん廃業し、戦後再び診療所を再開した。そこに、戦後日本の若い精神分析学徒も集まり、研究会が立ち上がって、それがのちの１９５５年に日本精神分析学会となり、古澤が初代会長となる。しかし、その3年後、古澤は境界例と思われる患者の分析治療中に脳梗塞を起こして病身となり、10年後の１９６８年に71歳で死去した。では、古澤はフロイトの病状や亡命、それに亡命先での死をどのように受け止め考えていたのだろうか？　これもまたはっきりしない。ただ、戦後はフロイトの論文のいくつかを邦訳し、「フロイト先生」といって尊敬の念を表していたという。

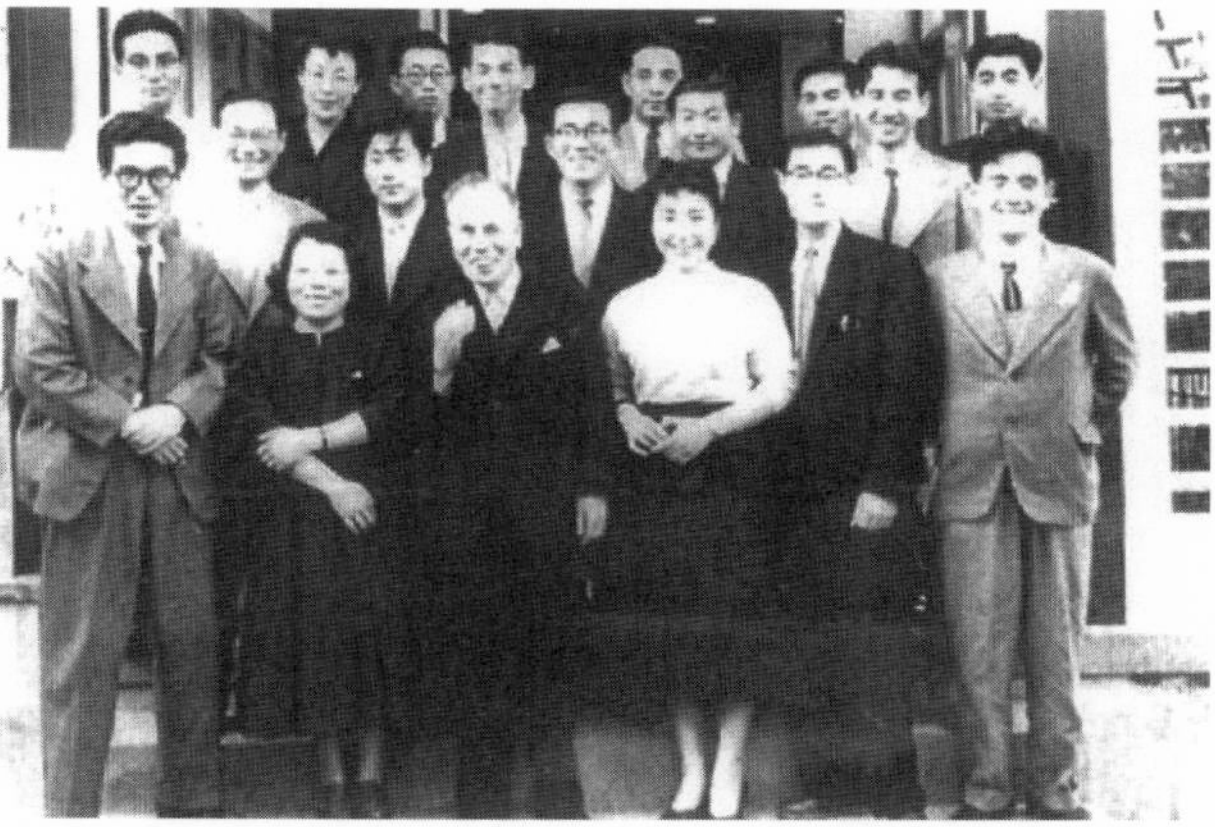

日本精神分析学会第1回目の集合写真（1955年/前列中央が古澤）

古澤の最も若かった弟子の一人、慶応大学の小此木啓吾（1930–2003）は、古澤の死後1年して、その思い出を出版した（日本教文社、1969年）。それは残念ながら個人的主観に満ちた史料的価値の乏しい文章である。日本では、森田療法で有名な精神科医の森田正馬だけが、自己の神経症理論に基づいてフロイト分析を批判している。だから、当然古澤に対しても終始批判的であった。

小此木よりも年長であったが、古澤のもう一人の弟子だった土居健郎（1920–2009）は、日本人の精神構造に「甘え」という独特の心性があるとして、それが日本的親子関係からくることを指摘し、「甘え理論」という独自の論理を構築した。こちらの方は、戦後における森田療法と並んでおもにアメリカで評価されたことで国際的にも広く知られるようになった（適当な英語がなかったこともあって Amae はそのまま英語になる）。もっとも、土居の甘え理論は、肝心の精神医学の内部でよりも、比較文化論、文化人類学、民俗学など、どちらかといえば精神医学の周辺関連領域で引用され評価された。

こうした領域は、とりわけ1970～1990年代に多くの注目を集めたが、いわば国民性とか人種論などの差別的議論に発展するのを嫌って、現在では下火となっている。だが、これはひとつの皮肉でもある。つまり、精神分析はユダヤ人の学問であり精神分析運動はユダヤ主義運動ではないかと非難され疑われたフロイトは、精神分析はあくまでも科学であり運動もまた普遍的な啓蒙思想の現れであると主張した——はずであった。それが欧米人の文化人類学者らによって、もっぱら未開の人種、原始生活を送る種族などの心性を探る方途として使われ、結果として欧米先進文明の白人至上主義に貢献したわけであるから（第八章参照）。

それにしても、フロイト自身は日本と日本人を、本当はどう思っていたのだろうか？　1942年、マレー沖でイギリス海軍の巨大戦艦プリンスオブウェールズ[*5]が日本の艦攻により魚雷で撃沈されたとき、イギリス人は思わず「黄色いサル（イエローモンキー）めが！」と日本人を呪ったという。これはヨーロッパに昔からある黄禍論をはじめとする黄色人種差別に由来する罵り言葉である。そうした根深い差別的意識を、ひょっとしたらフロイトも同じ白人として心のどこかに隠していたのであろうか？　——この問いには、残念ながら答えることはできない、今となっては。

もし仮にフロイトを自由連想の場に引き出して「日本」「日本人」などの言葉を、いわばユングのいう刺激語として与え、どんな想いを浮かべるのか、われわれはもはや知りようがないからである。

【注】

＊1　斎藤玉男は、留学先のドイツからオランダを経てイギリスへ渡り、さらにそこからアメリカへ行った。当然ながら無一文状態となり、当時アメリカで研究生活をしていた野口英世に借金し、ボルティモアのアドルフ・マイヤーのもとで世話になった。彼は帰国後、東京・品川に私立精神病院（ゼームス坂病院）を開いたが、そこにはのちに高村光太郎の妻の智恵子が入院した。

＊2　西見奈子（2019）『いかにして日本の精神分析は始まったか――草創期の5人の男と患者たち』みすず書房

＊3　ちなみに、ジョーンズの著したフロイト伝によれば、フロイトは「5月4日にベルリンをあとにした」とあるので、どちらかの記述が間違っているのだろう（Jones, E.［1955］*The life work of Sigmund Freud*. Basic Books, p. 480.）。

＊4　ステルバは、ウィーン大学医学部を卒業後、精神分析協会へ入会し教育分析を終えて1928年正会員となる。

＊5　1940年、この戦艦に乗船してイギリス首相チャーチルは大西洋を渡り、（当時はまだ中立国であった）アメリカの大統領ルーズベルトと会見し、英米自由主義陣営の強固な同盟ともいえる「大西洋憲章」を結んだ。ドイツのUボートが出没する大西洋を無傷で往復した幸運な、プレステージの高いイギリス海軍の旗艦が撃沈されたわけであるから、この事件はチャーチルにもショックを与えたであろう。

第六章 シュールレアリスムと精神分析

フロイトとダリ

1939年8月、最晩年のフロイトは、第四章で述べたとおり、末期の上顎癌を病んで亡命先のロンドンで、まさに死の床にあった。時まさに第二次大戦の前夜、ヒトラーのナチ・ドイツはポーランドへ侵攻する準備を整えていたが、戦端を開くべき最後の障壁、すなわちソ連との不可侵条約の交渉がなおモスクワで行われていた。しかし、それはまるで青天の霹靂のごとく決着する。独ソ不可侵条約ならびにポーランド分割を盛り込んだ秘密議定書の締結であり、「独裁者の結婚」と報じられ世界を唖然とさせた大ニュースであった。すでに1936年に日独防共協定（翌年、日独伊）を締結してソ連を敵国に想定していた日本もまた、この突然の報に混乱し、当時の平沼騏一郎内閣が総辞職するという前代未聞の政治崩壊劇が演じられた。また、ベルリン駐在の大島浩駐ドイツ大使も、それを事前に察知できなかったという理由で更迭された。

　このような世界情勢が形成されるちょうど1年ほど前の1938年7月、一人のスペイン人画家がロンドンへ亡命したばかりの、当時はまだ仮住まいであったフロイトを訪問している。シュールレアリスムで有名なサルヴァドール・ダリ（Salvador Dali, 1904-89）である。

　ダリの作品に通じた人なら、初期のそれはむしろリアリズム絵画であって、決してシュールではなかったことを知っているだろう（ちなみにピカソも同様である）。[1] ダリといえば誰もが思い描く捻じ曲がった時計の有名な作品（『記憶の固執』1931年）は、自身の夢に現れた溶けるチーズのイメージをもとにしているという。また、そうした夢の解釈も、フロイトの著書『夢分析』に大きく影響されてきたという。[2] そればかりではなく、ダリが精神分析に共感するのは、その非論理性つまり夢に代表される無意識の世界にあった。そこでは、理性や論理の化身ともいえる超自我により抑圧されて行き場を失った人間の原初的・本能的な在り方が、まさに堂々たる居場所を見出している。この非理性の世界こそ、現実《レアル》に内在し、ときに露呈する「超現実《シュールレアル》」に対応する。自らの作品も、そうした超現実をこそ描いたもの、ということであろう。

　そうであるなら、ダリ自身が一度はフロイトに会いたいと思っても不思議ではない。しかし、それが実現したのがなぜフロイトの最晩年、それも亡命先のロンドンであったのか？

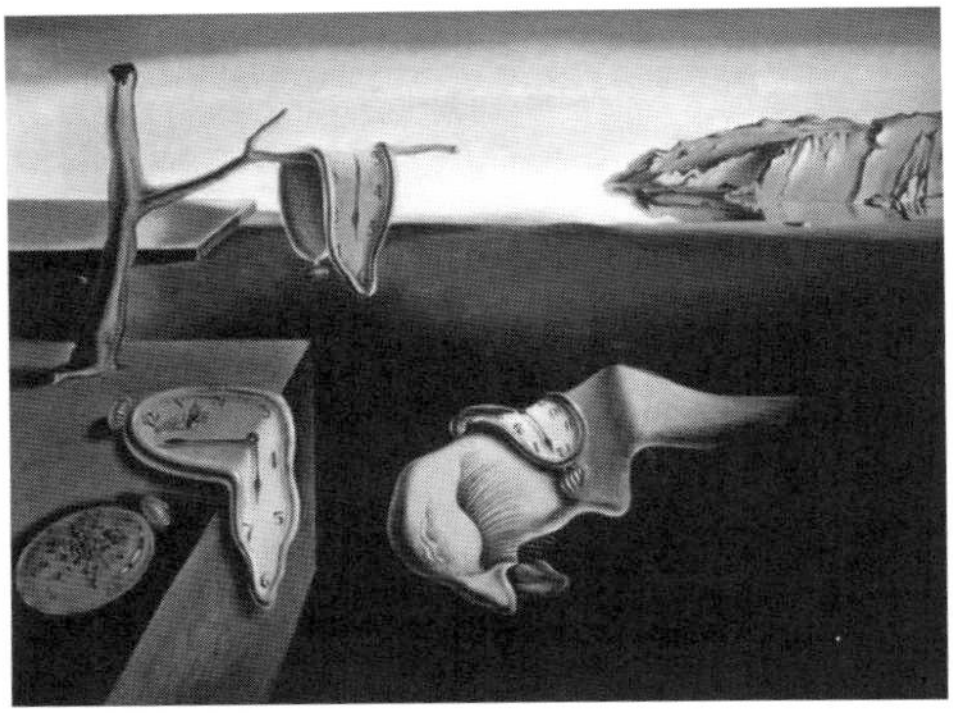

ダリ『記憶の固執』
(1931年/油彩/ニューヨーク近代美術館蔵)

たしかに、ダリはスペインの画家であり、ヘミングウェイの作品『誰がために鐘は鳴る』(1940年)の題材ともなったあの凄惨なスペイン内戦を身近に体験していたし、その後のフランコ独裁体制の登場も一国民として体験している。いや、むしろ、ダリ自身はフランコの支持者であった。そして、このフランコ体制が確立した年にフロイトを訪問している。これはなぜであろうか？それに、誰を仲介にした訪問だったのか、あるいは直接の(ちょっと考えにくいが)アポなし訪問だったのか？また、フロイトとダリは何語で話したのだろうか？　フロイトがスペイン語を話せたとは思えないので、英語であろうか？

いずれにせよ、この訪問はダリ自身の願望から実現したものであって、その逆ではない。なぜなら、フロイト自身はダリおよびその作品に何らかの興味を示したことはまったく知られていないし、記されてもいないからである。そもそも、フロイトはスペインにこのようなシュールレアリスム画家がいることを知っていたのだろうか。おそらく、答えはノーであろう。それに、精神分析がシュールレアリスムとは無関係の、いやまったく逆にシュールどころか現実の科学であると一貫して主張したのはほかならぬフロイト自身であった。もし仮にフロイトが自著の影響の広さの一例として、そうした絵画作品を挙げようと考えたとしても、実際にそうはしなかったし、しようとした形跡もない。少なくとも、1930年代には、ダリの作品は売れていたし、それなりの名声もすでにあったのだが。

本稿は、こうした疑問に多少の光を当てるべく、試みの論として書かれたもののひとつであると考えたうえで読んでいただければありがたい。

ダリの訪問

問題をもう少し整理してみよう。すでに再三述べてきたように、フロイトはユダヤ人である。だからこそ、そのゆえに、精神分析運動をユダヤ人運動との非難から守るため、精神分析が普遍的科学であると生涯にわたり主張し続けた。もちろん、今日となってはそれに賛同する人は少数派に過ぎない。しかし、精神分析が人間の本能や無意識界などに目を向け、その意義を強調したという点では、すべてを非科学的とばかりに非難することはできない。シュールレアリスムという非現実（字義通りには超現実）の画家ダリが共感を覚えたのは、まさにこの点であった。それは、反倫理を肯定するダリ自身の生き方とも重なる。また、ダリの家系（母方）もユダヤ系であったといわれ、そうなると共感は単に人生観ばかりではなく人種的な部分にも重なっていたのかもしれない。したがって、ダリが自発的にフロイトを訪問したことには何の不思議もない。問題は、その時期と場所の方である。この疑問に少しでも答えるために、われわれはここで画家ダリの人生行路を簡単に振り返ってみたい。

ダリはスペインの中でも独立機運の高いカタローニャの小村フィゲラスに、裕福な公証人の次男として１９０４年5月11日に生まれた。誕生日も偶然ながらフロイトの5月6日に近い。早くから画才を発揮し、マドリードの美術学校に入学。１９２６年はじめてパリに旅行しピカソと出会う。このあとから画風に変化が生まれる。１９２９年映画製作の仕事でパリへ行き、多数のシュールレアリストと知り合う。その一人の妻だったガラを誘惑し、父親から勘当される。しかし、以後多数のシュールな作品を発表、上述の『記憶の固執』もそのひとつとして有名になる。１９３２年アメリカで展覧会に参加し顧客を得る。34年にはニューヨークで個展を開く。１９３６年スペイン内戦がはじまると、ダリはフランコ支持者となり、それは以後の長期にわたる独裁政権の下でも変わらなかった。その一方で、ダリはドイツの独裁者ヒトラーに対しては批判的であり、ヒトラーを題材にシュールな絵を一枚残している。しかし、このヒトラー批判やアメリカでの高額な作品買い入れなどが非難され、マド

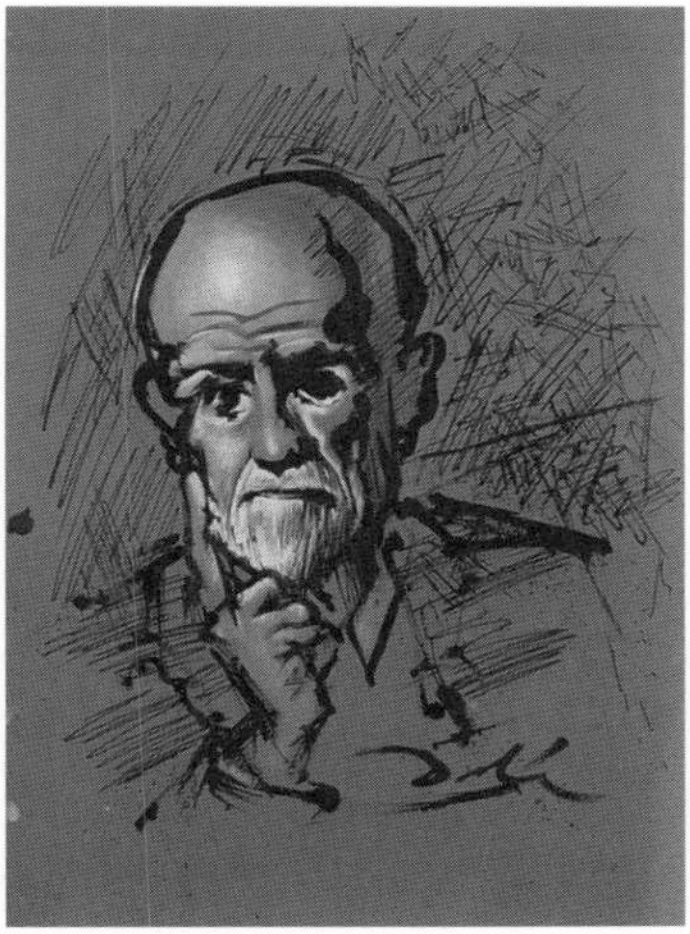

ダリの描いたフロイトの肖像画の1枚（1938年/グヮッシュ/個人蔵）
右頬部の上顎癌の顔面全体への影響もリアルに描きこまれている。ほかの3枚は抽象的でシュールなものにとどまった

リードの画壇からは追放されてしまう。１９３８年１月、パリの国際シュールレアリスム展に出品、７月に問題のフロイト訪問を行う。

このとき、ダリは前年の37年に制作した『ナルキスの変貌』と題する作品を持参した。自分がいかに精神分析に傾倒しているかを示そうとしたのであろう。ダリの著書の中にも、フロイトを自己愛（ナルシシズム）という引き出しの「解放者」として賛美する旨の文章がある。実際にもダリは自己愛的で自己顕示的な人間であった。フロイトはそのような自分を大いに評価するのではないかという期待もあったであろう。

フロイトの伝記を著したジョーンズによれば、ダリは１９３８年７月２日に作家シュテファン・ツヴァイクに伴われてフロイトのもとを訪れた。[*3] ツヴァイクはナチスを嫌い、すでにウィーンからロンドンに移住していた。フロイトとは同郷のユダヤ人であり、交流があった。

ところが、フロイトの方では、このダリの大きな期待に対応するような歓待をした様子はない。もっとも、フロイトも緊張を強いる亡命逃避行や慣れない仮住まいで、客を歓待するどころではなかったのかもしれない。しかも、冒頭に記したとおり、すでに死に至る病に冒されていた。ただし、面会したということは、面談可能な身体的状態にあったということだろう。ダリは、この面会で計4枚の肖像画を制作している。うち1枚は、具象画に近い（灰色の紙にグワッシュ、個人蔵）。フロイトは右人差し指を頬に当てるポーズをとっているので、画家の注文に応じて動作をして一定時間動かずにいたのであろう。しかし、画家は左の頬に見える痛々しい癌病巣の影もまた見逃さなかった。フロイトの顔面全体も、その影響で左半分が下方に傾き左右が非対称になっている。目のくぼみも顕著で、ダリは両眼を左頬と同様に黒く塗りつぶしている（以上、左右はあくまでも絵に向かっての区別である）。

残り3枚はダリの本分を生かした抽象的なもののようである（筆者が調べた範囲では、そのうち1枚だけが邦訳本[*4]のカバーに使われている）。

ダリとフランコ

さて、フロイト訪問後の翌39年、冒頭で記したように開戦が逼迫し、9月には第二次大戦がはじまる。フロイトもそれから間もなくしてロンドンで病死する。先述したようにダリはフランコの支持者であったが、ヒトラーに対しては批判的で、スペイン国内でもシュールレアリスム・グループから追放されたのを機にすでに活動の場でもあったニューヨークへ移住してしまう（1940年）。したがって、これは亡命ではなく、戦場となったヨーロッパからの一時避難だったといえる。事実、戦火が収まった1949年、ダリは再び母国へと戻る。彼はその後ヨーロッパとアメリカを中心に活動した。74年、生まれ故郷のフィゲラスにダリ美術館が開かれたが、82年には妻を失い、84年には失火により火傷を負う。89年、奇しくもフロイトと同じ83歳で死去。

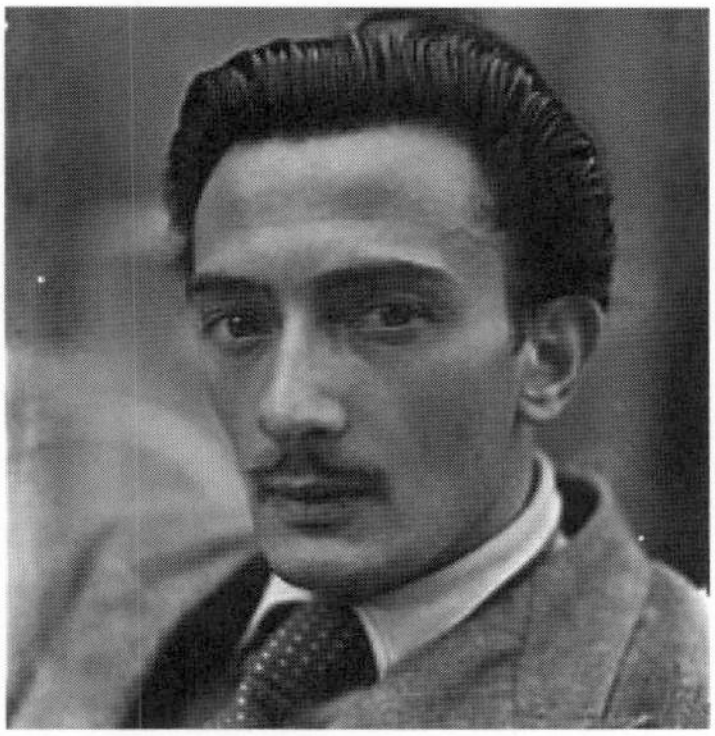
サルヴァドール・ダリ
(1904–89)

このようなダリの航跡を追うと、やはりスペインの画壇と対立して海外移住をある程度視野に入れてから、ロンドンに逃れたフロイトを訪ねたということなのであろう。もちろん、それよりも以前にウィーンへ行き訪問す

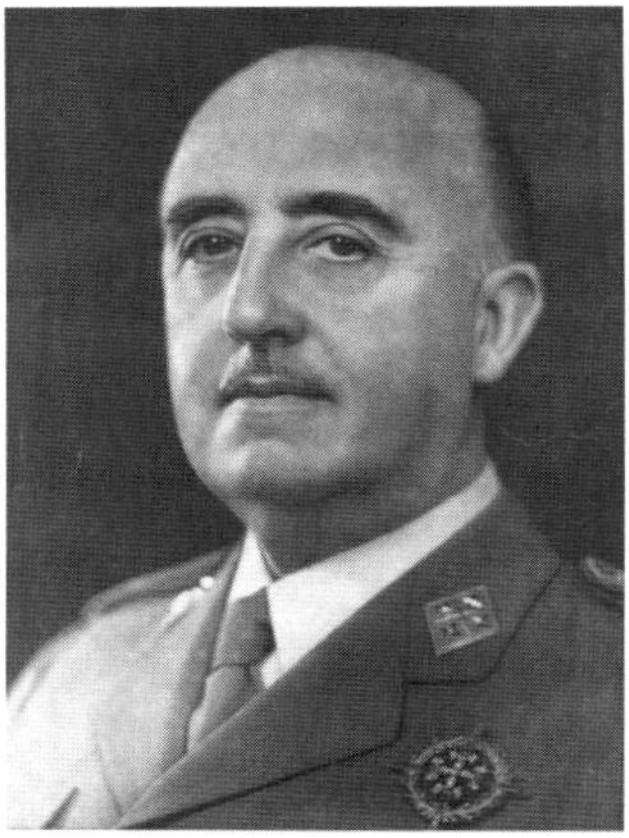

フランシスコ・フランコ
(1892–1975)

ることもできたであろうが、かつてスペインの支配者であったハプスブルク家の都は意識的にではないにせよ敬遠したのではないか。そこにダリのフランコ支持的・国家主義的姿勢が影響したとも考えられる。

ちなみにダリが支持したフランコは、戦後の１９７５年まで長期独裁政権を維持し、その年に82歳で病死。これによってスペインでは王政が復活したが、国自体は議会制民主国家へ移行した。フランコ独裁を支えたファランヘ党（イタリアのムッソリーニ政権が依拠するファシスト党のシンボルカラー黒に対して青シャツ党）は反共産主義、反自由主義、国家主義の政党であった。[*5] その党首フランコももちろん同様である。このイデオロギーのどこにダリは共感したのだろうか？

ダリ自身は通常、夢や幻覚を好んで描くシュールレアリスムの作家として認識されているが、意外に正統派ないしは保守派だったのであろうか。かつてマドリードの美術学校で、古典を教えない教師に反抗し騒ぎを起こしたというエピソードや、終戦の年に描いた『パン籠』と題するごくリアルな絵こそ自己の代表作であるといってみたりするところを見ると、本当はそうであったのかもしれない。

そう考えてゆくと、ダリが保守主義・国家主義のフランコを支持し続けたのも納得ゆくし、精神分析をロマンではなく科学とするフロイトにこそ惹かれたとしてもおかしくはない。

そうしたダリの本性のようなところを、本当はロマン主義者であるフロイトは鋭く垣間見てとったので歓待することがなかったのか、あるいは単に疲れていたからか。一方のダリの方はフロイトと精神分析に惹かれていたがゆえに土産まで携えて自分から訪問し肖像画を描いた。そういう点では、精神分析とシュールレアリスムの関係は、いわゆる片想いのそれであったのかもしれない。ただ、後世の評論家や批評家はダリの絵画を解釈するうえで精神分析という恰好の材料を、単に盲目的に用いた、いや、ほかに手段もなかったのでそうせざるを得なかった――こうした両者のあいだの非対称（アシンメトリック）な関係を顧みることもなく。

【注】

＊1　シュールレアリスムという言葉は1924年にフランスのアンドレ・ブルトンが著した『シュルレアリスム宣言』に由来する。ブルトンは自動書記の自己実験を行って、現実（レアリスム）の延長上に現れる現象を「超現実（シュルレアリスム）」とした。それゆえ超現実とは、まったく架空の幻想世界を指すのではなく、あくまで現実の延長であって、現実とは切り離せない連続したものとされた。詳細は、巖谷國士（2020）『シュルレアリスムとは何か』（筑摩書房）を参照。なお、本書におけるカナ表記は、

慣用上多く使われている「シュールレアリスム」とした。
＊2　ネレー・G、Chiaki Haiwara 訳（2004）『サルヴァドール・ダリ』TASCHEN、以下、本章で叙述したダリの作品や経歴についても、おもに本書を参照した。
＊3　Jones, E. (1955). *The life work of Sigmund Freud*. Basic Books.
＊4　ウェルダー・R、村上仁訳（1975）『フロイト入門』（みすず書房）の表紙カバーにこの絵がある。
＊5　フランコ政権についてはソペーニャ・J（1977）『スペイン――フランコの四〇年』（講談社）を参照。

第七章　ウィリアム・ジェームズはなぜフロイトを招いたのか？

アメリカの宗教心理学者ウィリアム・ジェームズ（William James, 1842-1910）が、精神分析の創始者ジグムント・フロイトを講演に招待したことは、精神医学史のうえでも知られている。話は１９０９年に遡る。このとき、フロイトははじめてアメリカへ旅行した。そして二度と訪れることはなかった。以下、フロイトがアメリカを訪問することになった経緯から筆を起こしてみたい。

１枚の写真

精神分析の歴史を物語る際に、必ずといってよいほど引用される1枚の写真がある。時は１９０9年9月、場所はアメリカ西海岸のマサチューセッツ州・クラーク大学で、今では精神分析の巨頭としてすっかりお馴染みとなったユング、フェレンツィ、ジョーンズらがフロイトとども

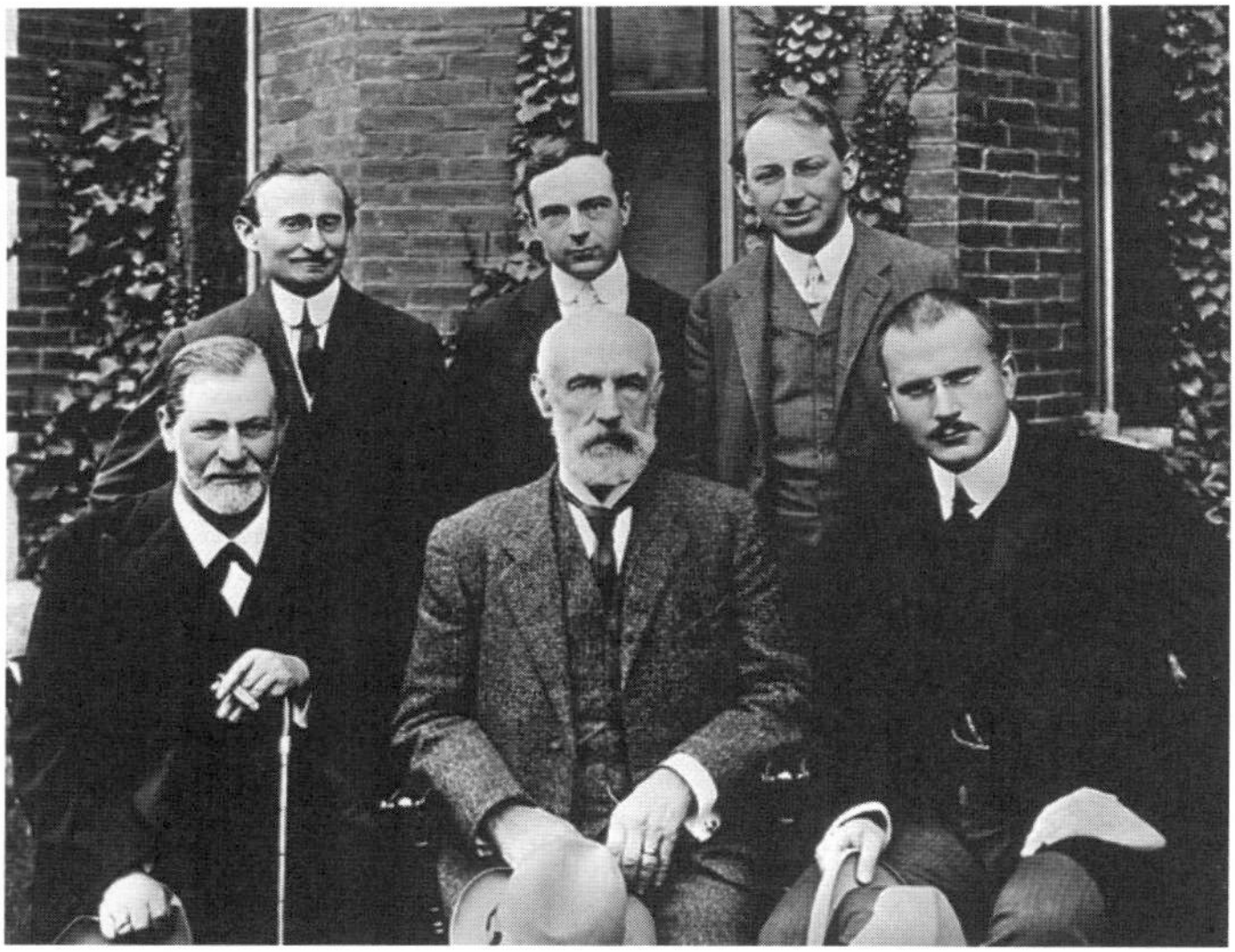

前列左からフロイト、ホール、ユング、後列左からブリル、ジョーンズ、フェレンツィ

に写っている。言わずと知れたクラーク大学創立20周年記念講演に際しての集合写真である。中央には招待主だったスタンレー・ホール（1846-1924）が座っている。

ホールは、クラーク大学学長としてフロイトらの招待を決めた人物であり、アメリカ心理学会の創立者でもあった。つまり、当時のアメリカ心理学会の第一人者であったといえる。ホールは実験心理学として近代心理学をスタートさせたドイツのヴィルヘルム・ヴントのもとに留学し、帰国後は自らもジョンズ・ホプキンス大学に実験心理学研究室を開設（1883年）し、アメリカ心理学界をリードすることになった。その研究室には、のちに日本最初の心理学教授となる東大の元良も留学していた。[*1]そのホールが、記念講演の前年すなわち1908年12月にフロイトに対して招待状を差し出した。フロイトの伝記を記したジョーンズによれば、招待状はユングにも送られた。もちろん、交通費などの経費も支払うという条件で。

では、なぜ講演者であるフロイトのほかにユングが招かれたのであろうか？　これには多少の説明が必要であろう。

もともと、新大陸アメリカでは、ドイツ流の生物学的精神医学よりも、心理的原因や社会文化的要因を重視する力動的精神医学を受け入れる素地があり、したがって精神分析への着目も何ら特別なことではなかった。この素地を作った精神医学者がスイスからアメリカへ移住したアドルフ・マイヤーである。そして、このマイヤーもまたホールによるクラーク大学でのフロイト講演に参加していた。マイヤーはホールが実験心理学研究室を作ったジョンズ・ホプキンス大学の精神科教授であり、お互いに顔なじみの間柄だった。マイヤーの母国語は方言とはいえドイツ語であり、ホールもドイツに留学していたのでドイツ語はできたであろう。ユングはスイス人であり、フロイトはもちろんドイツ語圏オーストリアの人間であるから、ホールが両者を招待したというのは十分にありそうな話である。

しかし、このフロイト招待の話は、すでにアメリカへ移住していたオーストリア人の精神分析医アブラハム・ブリルの熱心なプロモーションに端を発していた可能性もある。というのも、ブリルはフロイトの熱烈な信奉者であり、ウィーンにフロイトを訪ねて『ヒステリー研究』の英語翻訳権を獲得していた。ちなみに、このフロイト来米の翌年に、その英語訳が刊行されている。また、ブリルはスイスのチューリヒ大学精神病院（通称ブルグヘルツリ）にも短期間在留し、ユングとも親交があった。英語を母国語とするロンドンのジョーンズとともにホールに対して両名を招待する最初の提案をしたであろうことは容易に推察できる。ホールもそれに賛同したのではないか。招待を受けたフロイトはもちろん快諾し、盟友ともいえるフェレンツィにも声をかけ、フェレンツィも即座に応諾した。

このような背景を併せ考えると、冒頭の写真に写った人物の配置順位が実によくわかる。すなわち、招待主のホールを挟んで前列左右に招待されたフロイトとユングが腰かけ、後列には招待されなかったがフロイトの同行者でユングより年上のフェレンツィが、またそれと並んでプロモーター役かつ接待役だったジョーンズとブリルが立っている。

それはともかくとしても、ここでは実験心理学者ホールがフロイトとユングの招待を最初に自発的に決めたわけではなく、ブリルとジョーンズの提案が先にあった可能性が高いことを指摘しておきたい。

フロイトの講演

さて、招待を受けて、フロイトはフェレンツィとともにアメリカ航路の客船に乗船するため、19

09年8月ウィーンから列車でドイツの港町ブレーメンに向かう。そこでユングも合流することになった。乗船を前にした前夜の夕食会で、フロイトは禁酒論者で自らも禁酒していたユングに向かってアルコールを勧め、ユングが頑なに拒否するというハプニングがあった。この席で、ユングがフロイトの強烈な説得の末ついにアルコールを口にした直後、フロイトが失神したというのである。このエピソードが、のちに両者が離反するおおもとになったというのであるが、どうであろうか。

いずれにせよ、三人の精神分析医は約1週間の船旅を終えてニューヨークに到着し、前述のブリルとジョーンズの出迎えを受けた。ジョーンズの伝記によれば、フロイトは講演の原稿をアメリカへの船旅を利用して書いたというので、手書きだったのであろう。実際の講演もドイツ語だった。ということは、おそらくその場で（逐語的に）通訳がなされたと推測される。

その正確な内容を記した文献が手元にないので、ここでそのすべてを確認することはできないのだが、ジョーンズの伝記によれば、ユングのサジェスチョンもあって、おもに夢判断や夢分析に充てられたとしている。講演は評判がよく、フロイトらは気をよくしたという。ちなみに、この講演の聴衆の中に二人の日本人もいた。心理学者として当時たまたまクラーク大学のホールのもとに留学していた蛎瀬と神田である。[*2] ただし両名ともフロイトと直接話を交わした記録はないので、単に聴講しただけだったのであろう。また、両名ともに帰国したのちは精神分析的研究に従事することもなかった。

それよりも、フロイトの講演を聞いて最も感動した人物の一人が、ホールと並ぶアメリカ心理学界の大御所ウィリアム・ジェームズである。ジョーンズによれば、ジェームズは講演が終わったのちフロイトに近づき、「心理学の未来はあなたの仕事にかかっている」とべた褒めして親しくハグしたというのである。一方、フロイトの方もジェームズに親近感を抱いたらしく、のちになってもその邂逅を懐かしんだ。フロイトがとくに感銘を受けたエピソードが、ジョーンズの伝記にも残されている。

「私はジェームズとの散歩の場面で起きたちょっとしたシーンを決して忘れないだろう。彼は、急に立ち止まってカバンを私の手に預け、すぐに追いつきますから先に行っていて下さいと言った。持病だった狭心症の発作を起こしたようだった。事実、この病気で彼は一年後に死ぬのである。[*3]」

いずれにしても、ジェームズは自分が教授職を務めるハーバード大学にもフロイトを招き、講演を依頼している。もちろん、フロイトも快諾した。では、この両者は、なぜここまで意気投合したのであろうか？

ジェームズとフロイト

冒頭で述べたとおり、ジェームズが、1909年9月クラーク大学にスタンレー・ホールの招きで訪米したフロイトをハーバード大学での講演に招待したことは、精神分析のみならず精神医学の歴史上においても既知の事実である。ジェームズの名は、何といってもその主著『宗教的体験の諸相』[*4]（1

902年）によって知られる。これはジェームズが自ら体験した神秘的オカルト体験をもとにして著したもので、ヴントやホールの客観的な実験心理学とは異なり、宗教心理学ないしは哲学領域の著作といってよい。ジェームズのこの書は、1901年およびその翌年に行われたエディンバラ大学での講演内容をまとめたものだが、その原稿は講演の数年前から書きはじめられている。この長文にわたる書でジェームズが主張する論旨を、乱暴とはいえ煩雑を避ける目的から、今あえて一言でまとめるなら、それは次のように要約されるだろう。

「人間には、意識の表層とは別に、霊的生命層といえるより広い層があり、宗教的体験とは、この両層の熱い交わりに基づく。決して狂気のなせる技などではない。」

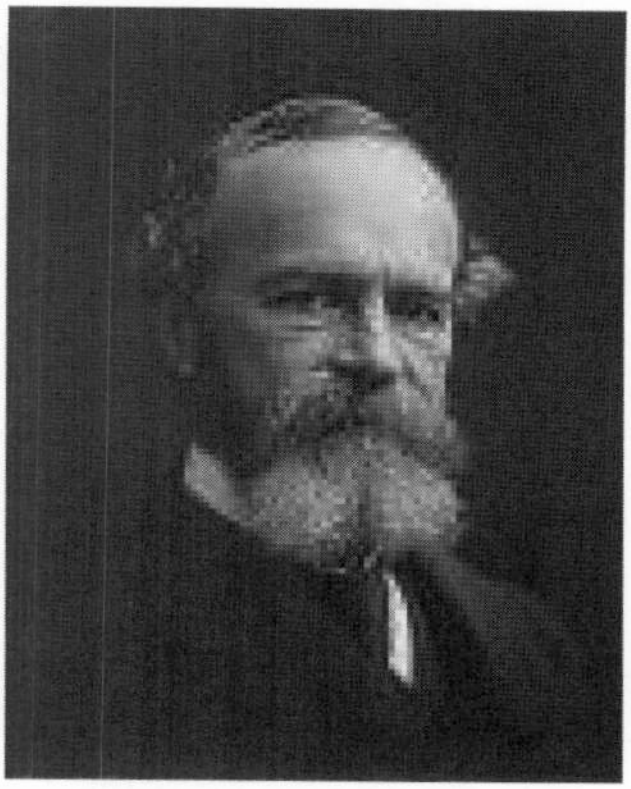

ウイリアム・ジェームズ
(1842–1910)

この論旨は、まさにフロイトのいうところの意識すなわち自我と、その下方に広がる無意識すなわちエスという構想にぴったりと重なるではないか。しかもフロイトの治療理論は「エスあるところに自我（エゴ）あらしめよ」であり、これまたジェームズのいうところの両層の交流すなわち宗教的体験の様相の由来と合致している。つまり両名は、そのお互いの主張と論理がまったくといってよいほど同じだったのである。もちろん、ジェームズは上記の論旨を自己体験のみならず、さまざまな研究者や学者の文章などを多岐にわたって引用しつつ、補強しているわけであるが。

これまで再三書いてきたように、フロイトは自らも、そして精神分析自体も客観的で普遍的な科学であると主張してきた。もちろん、この当時も同じである。だが、ジェームズは宗教的で哲学的分野の学者だった。しかし、その論旨は精神分析とぴったり重なっている。だからこそ、フロイトとジェームズは互いに親近感を抱き意気投合したのであろう。

精神医学史の観点から、両者を結びつけるもうひとつの事実を指摘しておきたい。

それは、ジェームズがスイス人精神科医のテオドーア・フルールノワ[*5]と親交を結んでいたという事実である。フルールノワはもとヴントの弟子であり、ホールと同じく実験心理学の立場に立っていたが、霊媒の研究に興味を抱き、地元ジュネーヴ大学心理学教授として交霊会に足しげく通い、霊媒の家族研究をもとに、その霊言が過去の記憶に由来していることを論証した。これはフロイトの無意識論と同根であり、ほぼ同時代人のフロイトも、フルールノワと直接の交流はなくとも当然その研究を知っていたであろう。まして同国人であり、同じ霊媒研究をやっていたユングは当然知っていたか何らかの交流があった。ジェームズはすでにフルールノワとの交流を通じて、少なくともユングについては以前からよく知っていたのであろう。

ジェームズによるフロイト招待の理由

ここまで書いてくると、もう本稿の結論は見えているだろう。つまり、最初にアメリカへフロイトらを招待したクラーク大学のホールとは違って、ハーバード大学のジェームズの専門は宗教心理学というロマン主義的な分野にあり、フロイトもまた精神分析の科学性を主張していた反面で本当は根っからのロマン主義者であった、ということである。両名はこの点で一致し、だからこそ意気投合した。ジェームズにしてみれば、表向き科学性を主張するフロイト分析は自己の神秘的体験に発する宗教心理学に貴重な科学性をもたらすであろう頼もしい論理と映じた。一方のフロイトは、はじめて訪れたヨーロッパ世界とは異なる新大陸アメリカで、またとない信奉者を得て得意の絶頂になった。

フロイトはその後、ホールについてはほとんど言及しなかったものの、ジェームズとの先に引用したエピソードについては折につけ繰り返し語っていた。もっとも、フロイトはのちに宗教を文化における超自我に相当するものとして自身の学説に変更を加え、宗教を幻想として批判する（『幻想の未来』）のだが、そのことでジェームズを批判することはついぞなかった。

たびたび引用するジョーンズのフロイト伝を読むと、本稿で取り上げたアメリカ訪問が、全体として見るならフロイトの人生の頂点をなしていた、と書かれている。ジェームズの招待を受けたのち、フロイトらの一行はナイアガラ瀑布を観光し、9月27日にニューヨークから帰路についた。およそ1

カ月間のアメリカ旅行だった。しかし、ウィーンへと戻ったフロイトに対しては、それまでのユダヤ人の分析仲間から少しずつ離反者が出るようになる。最初にアドラーが、次いでシュテーケルが去り、ついにはユングとの決裂を迎える。そのすぐあとには、前代未聞の世界大戦がヨーロッパで勃発する。戦争の時代が去ったのちも、近親者や友人の死が相次ぎ、やがて自らの死病となった上顎癌が見つかるのである。もちろん、フロイトの活動も精神分析運動も、そうした事情によって止まることはなかった。

一方、ジェームズはフロイトらが帰国した翌年、隠棲先のチョコルアで心筋梗塞のため世を去る。68歳だった。ジェームズは若いころから睡眠障害に悩まされていたといい、30歳を前にして深い抑うつ状態（ジェームズによれば「宗教的憂うつ」）を経験している。大著を著したわりには何度も気の済むまで校正を繰り返す遅筆家であったという。しかし、両名ともに、目に見えない神秘的な力の存在を終生否定することはなかった。

【注】

＊1　元良勇次郎（もとら・ゆうじろう　1858-1912）は１８８３年私費で渡米しボストン大学に入り、ジョンズ・ホプキンス大学へ進学してホールの心理学研究所で学び、帰国後の１８９０年東京帝国大学教授に就任した。１９０３年には同大に日本最初の本格的な心理学実験室を開設。

＊2　今田恵（1962, 1971）『心理学史』岩波書店
＊3　Jones, E. (1955). *The life work of Sigmund Freud.* Basic Books.
＊4　ジェイムズ・W、桝田啓三郎訳（1969, 1970）『宗教的経験の諸相（上・下）』岩波書店
＊5　Theodor Froulnoy（1854-1920）はジュネーヴの自宅にジェームズを招くなどして親交。ジェームズの上記著書でもその見解が引用されている。

第八章

文化人類学という目線
——精神分析にまつわるひとつの葛藤について

フロイトにとっての「文化」

精神分析の産みの親であるジグムント・フロイトは、文化とは秩序であり、秩序というものはすべからく反復強迫であると書いている（『文化への不満』[*1] 1930年）。

つまり、フロイトにとって文化とは、人類が原始の自由を享受している状態での生活に一定の秩序を持ち込んだところから発生し、徐々に集団としての社会秩序が形成されて成立するものである。その際、人間の個人的発達段階が、人類全体の発達段階にもそのまま反映され、毎日の生活に明確な同一のリズムが形成されることが前提とされる。この同一のリズムは、食事、排泄、睡眠などをはじめとする基本的な日常生活の行為が規則とともに繰り返され反復されることから生まれる。そうした反復は特別にその都度意識されて行われるのではなく、おおむね無意識のうちに行われ、しかも好むと好まざるとにかかわらず、自動的に繰り返される。これがフロイトのいう反復強迫であり、神経症にも見られる心理メカニズムとされた。そこでは、ふだん意識されることのない願望や外傷体験などが繰り返し意識に上ろうとしては失敗し（抑圧され）症状が形成される。

文化と似た言葉に文明があるが、フロイトはこの両者をあえて区別しようとはしない。しかし、日常の言葉として、われわれは両者を使い分けることの方が多いように思われる。たとえば、通常、「古代文明」とはいうものの「古代文化」とはいわないし、有名なハンチントンの著作『文明の衝突』のように、文明とは歴史的にも地理的に一定の区分をもった概念と受け止めていることが多いようだ。つまり、文化の方はより抽象的であるが、文明の方はより具体的・歴史的な概念といえるだろう。

文化の語源的起源

現在使われている日本語の「文化」は、英語のカルチャー（culture）の翻訳語に当たる。この英語の語源はラテン語のコロー（colo 耕す）であり、そこからコロニー（植民地）、アグリカルチャー（農業）などの類語も生まれた。すなわち、この語源から見ると、文化とは農業革命が起こって以降に生まれたものと考えられる。これに対して、「文明」に相当する英語のシビリゼーション（civilization）の語源は、同様にラテン語のキビス（civis 市民）であるから、こちらは都市化が起こってそこに住む都市民が生まれてから成立するもののように考えられる。その点からすれば、文化の方が文明よりも古い起源をもつということになる。

歴史的に見ても、農耕の成立は都市の形成よりも古く、新石器時代がはじまる紀元前1万年以降とされる。ただし、その最初の場所についてはなお明瞭ではない（これまでの考古学的調査によれば小アジアのアナトリア一帯とされる）。農耕は定住を生み、やがては邑《むら》や都市を生み出す。もっとも、都市の起源というものは、それがどこであっても十分に解明されているわけではないが。

しかし、いずれにしても文化とは自然に対して人間の手が加えられ、人間的な秩序が加えられるところの様態を意味している。この点では、フロイトの考えは的外れではない。ただし、フロイトの場合、こうした秩序は神経症の病理にも欠かせない反復強迫というメカニズムに基づいているので、文化というものが必ずしも常に歓迎すべき事態というわけにはいかない。つまり、文化という秩序は人間社会には必要かもしれないが、個人の欲動に放棄を迫り、原初的な自由に対しては抑圧的に働き、ときに神経症という病気を生むことにもなるからである。フロイトが文化に対して不満（ウンベハーゲン）をもつのは、まさにこれらの点である。文化なるものは、個人の発達史においても秩序を生み、やがてそれが超自我という審級を生み出し、罪悪感なるものが発生する。人は、この罪悪感によって厳しい自己コントロールをなし、それが度を超せば神経症の病因となる。同様に、人間集団における文化も社会的な超自我の役目を果たし、社会の中における個人の行動に規制を与えるのである。

文化人類学という学問

さて、このような文化という言葉を冠する「文化人類学」なる領域があるのをご存知だろうか。たしかに、その定義は必ずしも明確ではなく、人類学という領域でさえ多様な意味合いが含まれているので、文化人類学といっても、その意味するところは一様ではない。

もっとも、この学問分野が日本でも知られるようになったのは戦後のことであり、その点でも比較的新しい分野といえるだろう。日本での認知のきっかけは、何といってもアメリカのルース・ベネディクトによる『菊と刀』[*2]である。この著作は、太平洋戦争中の1944年に書かれはじめ、1946年に刊行された。最初に著者が記しているように、この研究はアメリカが敵国日本の行動を知るための軍事目的からはじめられている。

「日本人はアメリカがこれまでに国を挙げて戦った敵の中で、最も気心の知れない敵であった。」つまり、それほどまでに日本人(ないしは日本軍)の思想や行動様式がアメリカ人にとっては不可解に感じられたということである。

ベネディクトは、著書の中で自らを「文化人類学者」としていて、ある特定の文化には特定の型が

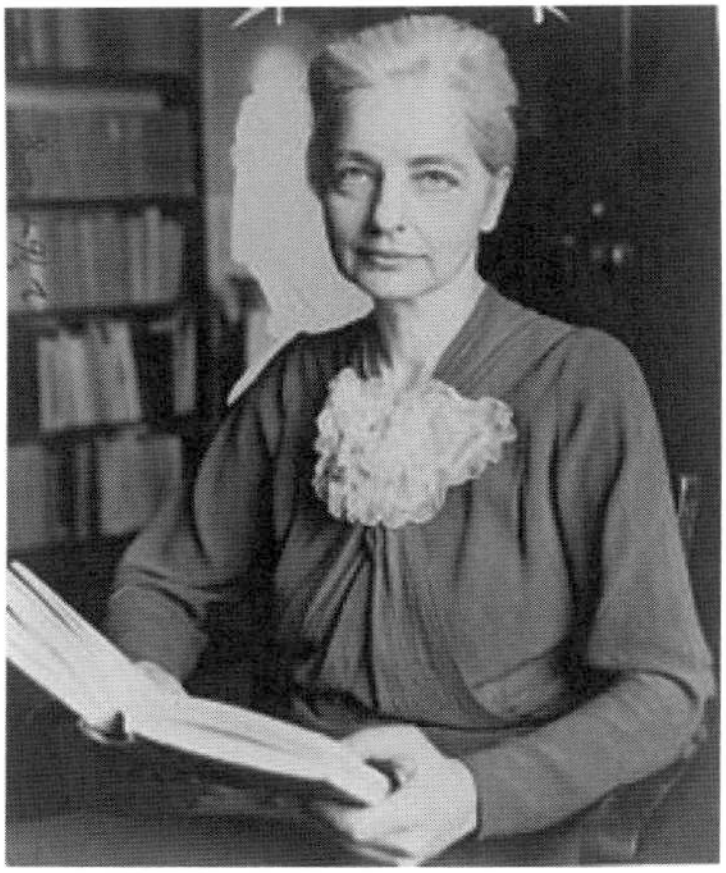

ルース・ベネディクト
(1887–1948)
旧姓フルトン。化学者ベネディクトと結婚したが、のち離婚。教え子の人類学者マーガレット・ミードと同性愛的関係にあったといわれる

あるとする文化人類学の根源的価値観を信奉する、と書いている。このように、文化人類学とは、特定の文化(あるいは社会)にはそれぞれ固有の特徴的なタイプがあり、それは文化ごとに異なるという主張を根底にもつ。

しかし、文化人類学のこれまでの研究を通覧してみればわかるとおり、その眼差しのもとは常に欧米人であり、それが向けられる先は、ほとんどが欧米人から見た「未開人」である。多くは太平洋に点在するポリネシア人社会、アメリカ原住民、イヌイットなどが研究対象に好んで選ばれる。その意味では、戦時中とはいえ日本を対象としたベネディクトの研究は異色ともいえるだろう。だが、いずれにしても、このような文化人類学の研究姿勢は、20世紀も終わりに近づくと急速に批判を集めるようになった。明らかに人種差別的要素が、その根底に見て取られはじめたからである。

また、たとえ同じ文化圏に属しているとされる地域、

たとえば日本ひとつをとってみても、それまでの県民性研究やアイヌ文化研究などに差別批判的見地から疑問が出され、それらの研究自体も数を減らしていった。[*3]

興味深いのは、ベネディクト自身、著書の中でそうした批判があることをすでに意識して、文化人類学の立場から反論していることである。

「この仕事は国際親善を唱える人びとが時には非難したであろうと思われるような、精神の強靱さを必要とする。(彼らは) 全人類は本当は同じ心をもっているのだという信念を植え付けることに希望を賭けてきた。この見解は時には四海同胞主義と呼ばれることもある。私にはどうして、四海同胞を信じるからといって、生活の営み方について日本人は日本人特有の、アメリカ人はアメリカ人特有の、考えをもっているといってはならないのか、合点がいかない。」

だが、国連では人権意識の高まりとともに人種差別撤廃条約が多数の国により批准され、「インディアン」「エスキモー」「ジプシー」などという呼び方が蔑称に当たるとして改められ、さらにヘイトクライム (憎悪に基づく差別犯罪) という言葉が一般化した今日でも、はたしてベネディクトは同じ主張をするのだろうか――本人がすでに故人となってしまった今では知りようがない。

民俗心理学から植民地精神医学へ

このように、文化人類学がもつ根本的な欧米至上主義的ないしは人種差別的価値観に対して、人種的多様性を重視する立場（多文化共生主義）などからの批判がわき起こったわけであるが、先に述べたベネディクトの日本研究のように、その最初の目的は必ずしも人種差別にあったわけではないだろう。欧米人や欧米社会から見て低開発国あるいは植民地などの非欧米世界の人びとの未知の精神構造や行動様式を研究しようという、一種の学問的好奇心に動かされたものも存在していたのではないか。たとえそれが、最終的には植民地支配の合理的方法を見出すなどの政治目的を視野に入れていたとしても、である。

このような観点から歴史的に俯瞰するなら、われわれはすぐにドイツの精神医学者エミール・クレペリンによるジャワ島における研究を思い浮かべる。クレペリンはこのフィールドワーク（1903年）を通じて、現地とヨーロッパとの精神疾患の比較を行い、現地特有の精神病の症状に言及している。こうした分野をクレペリンは「民俗心理学」（Ethnopsychologie）と呼んだが、これがのちに「比較文化精神医学」（Transkulturelle Psychiatrie）と呼ばれるようになる領域の先駆け的研究とされる。[*4]

この比較文化精神医学は、とりわけ第二次大戦後の欧米や日本で盛んになるのだが、その背景には二つの大きな歴史的モーメントが働いていたと思われる。ひとつは、日米戦争によって好むと好まざるとにかかわらず、アメリカが膨大な兵力を太平洋の島々に展開させたことである。それによって、アメリカ人一般にも、この地域の情報が浸透し、ベネディクトが研究対象とした日本のみならず、日本軍の占領下に置かれた南洋諸島やニューギニアなどに関わる知識が増大する。もうひとつは、これも第二次大戦と無関係ではないが、ドイツの反ユダヤ主義によって多数の精神分析医らがおもにアメリカへと亡命したことである。その結果、アメリカでは精神分析的思考が精神医学のみならず社会学や文化論などの領域に大挙して影響を与え、精神分析がかねてから取り上げていた原始心性に注目が集まった。実際、多くの比較文化精神医学研究は、現地人に見られる代表的な精神障害をシャーマニズムや暗示と深く関係するヒステリー性障害と結論づけている。また、現地人の親子関係に着目して、精神分析的な発達論を用いて説明することが流行した。とりわけ、ベネディクトが大きな足跡を残した文化人類学の領域では、グレゴリー・ベイトソンやマーガレット・ミードらが太平洋諸島の現地住民にフィールドワークを行って、そうした分析を行い、さらには日本の精神科医・荻野恒一も

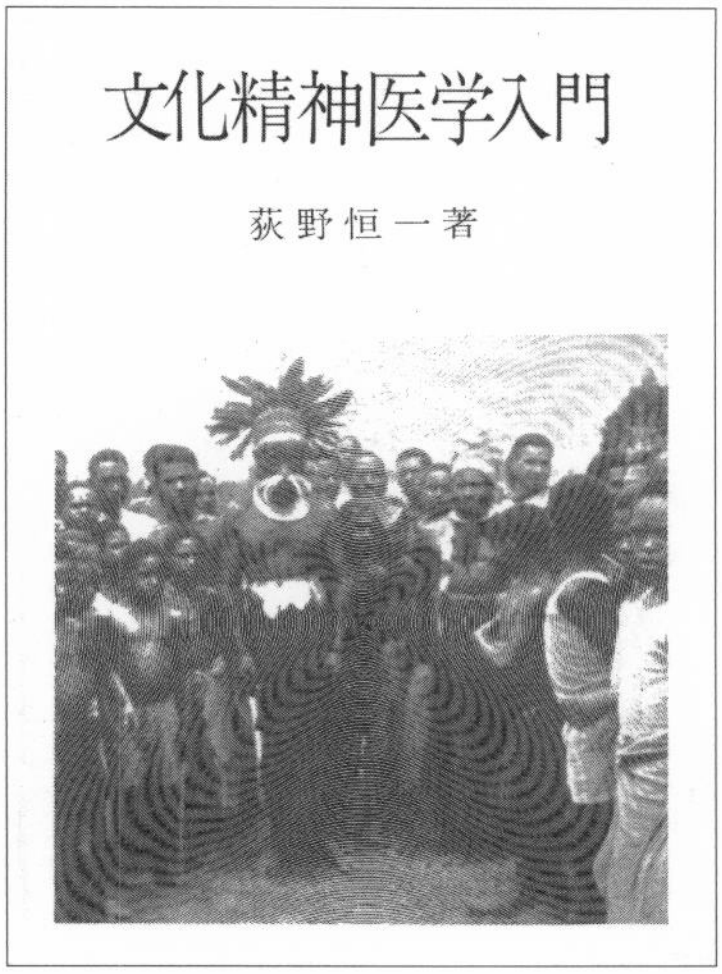

荻野恒一著『文化精神医学入門』
(1976年/星和書店刊)

ニューギニア高地まで出かけて、そこに「特殊な文化」における「特殊な狂気」を発見しようとした。しかしながら、荻野が実際に見出したのは、まるでフロイトが取り扱っていたような古典的ともいえるヒステリー性の心因反応であった。[*5]

たしかに、戦後の一時期、とりわけ対抗文化（カウンターカルチャー）といわれた若者たちの反戦運動や学生運動が流行した。そうした「怒れる若者たち」の心情を理解すべく若者文化論などが注目を集めた時期はあった。また、そのような時代の空気の中で文化人類学や比較文化精神医学に関心が向けられた時期もあって、（今となってはやや奇怪な）日本人論（正確には日本人または日本文化特殊論）が横行したりした。しかしながら、その後はこれらの学問分野がもつある種の植民地主義（ヨーロッパ世界で発生した近代精神医学の尺度を非ヨーロッパ世界にも適用し、あえて異文化圏にまで押し広げようとする考え方など）と抑圧的かつ差別的性格などが批判され、「植民地精神医学」という言葉が登場した。この言葉を作ったのは、かつてのフランス領であったアルジェリアの精神科医アントワーヌ・ポローであった。

人種論、優生学、人種差別と精神分析

歴史的に見れば、コロンブスの大航海によって新大陸が発見されて以来、ヨーロッパ世界は未知との遭遇に次々と晒されることになった。その後マゼランの世界周航や17世紀以降は東インド会社を設

立したオランダやイギリスによって広くアジア世界が視野に取り込まれる。植民地経営が富をもたらし、いわゆるヨーロッパ列強諸国はこぞってアジア、アフリカへ進出した。そのような状況の下でヨーロッパ人の関心は当然、現地人の容姿、生活、習慣、言葉などに向かう。白人であるヨーロッパ人の眼差しの先にあったものは黒人であり黄色人種であった。つまり、世界を構成している人間には肌の色に大きな違いがあり、言語も風習も宗教もまったく異なっているということが改めて認識された。それに伴って、こうした差異を説明する必要が生まれ、他方では何よりもヨーロッパ人の信奉するキリスト教布教による教化活動（一種の同化政策）が求められた。

肌の色の違いによる人種の区別は、さまざまな説明すなわち人種論をもたらす。しかし、何といっても決定的な力をもって登場したのはダーウィンの進化論（1859年）であった。また、ダーウィンの従兄弟に当たるフランシス・ゴルトンは「優生学（Eugenics）」（1883年）という言葉を作り、それを人種にとっての「よき血筋」を生み出す学問と定義して奨励した。この優生学は、とりわけドイツ語圏の国々に受け入れられ「人種衛生学《ラッセンヒギーネ》」として発展する。さらに、ナチスはそれを党是である人種主義に科学的裏付けを与えるものとして歓迎し、当時の世界で最も厳しい断種法の制定（1933年）などの優生政策に取り込んだ。ナチ国家の人種主義は、もちろんそれにとどまらず、最終的にはヨーロッパ・ユダヤ人の絶滅（ジェノサイド）へと突き進んでいく。

さて、だいぶ回り道をたどってしまったが、肝心の精神分析に話の筋を戻したい。

精神分析はユダヤ人たるフロイトと、これまたほとんどがユダヤ人であったその弟子たちによって築かれていったので、当然、人種論や優生学などに対してもはっきりとした見解をもっているはずである。少なくとも、集まってくる人間がユダヤ人またはユダヤ系ばかりだとすれば、とりわけナチスの反ユダヤ主義には敏感だったと誰もが思うのではないか。

だが、事実は（残念ながら、というべきか）そうではなかった。すでに第一章[*6]以下で記したとおり、フロイト自身がヒトラーの政権獲得後もナチスの反ユダヤ主義を楽観視しており、数年後に母国オーストリアがドイツに併合され自宅にゲシュタポが現れたときになってすら、周囲の勧める亡命には消極的であった。結局彼は娘のアンナがゲシュタポに拘禁されてはじめてロンドンへの一家そろっての亡命を決意する。しかし、亡命せずに残ったフロイトの姉妹四人は、のちにアウシュヴィッツなどで殺されてしまう。ロンドンに亡命したフロイトは、翌年（１９３９年）そうなることを知る前に病死した。

その死後およそ80年が経過した２０２０年、アメリカはミネアポリスで、彼と同じ姓をもった黒人男性ジョージ・フロイド（George Froyd ドイツ語読みならゲオルク・フロイト）が白人警官に窒息死させられるという事件が起こる。もちろん、それをフロイトは予言することはなかったし、知る由もない。しかし、もし知ったとすれば、フロイトは驚くであろうか？　それほどの長い時間が経過した未来においても、なおこのような人種差別事件が起きたことに、また、それを契機に改めて大規模な人種差別反対の抗議デモが起きねばならなかったということに。

精神分析はユダヤ人の学問か

ここで、われわれは再び大きな疑問にぶつかるのである。すなわち、精神分析という学問はそもそもユダヤ人のそれなのか、という疑問である。もし、そうでないとすれば、その根拠は何であろうか？　たしかに、近代医学も、また近代精神医学も、ヨーロッパ世界で誕生した学問であり、その点では何らかのキリスト教的要素を含んでいる可能性はある。しかし、精神医学も人間の脳という生物学的器官に精神の在り処を求めて、その障害を問題とする限りはすべての人間にとって普遍的である。キリスト教徒だけに当てはまる学問というわけではない。

それに比べて精神分析はどうであろうか？　精神分析が求める病因というものは脳という実体的な臓器ではなく、この世に生まれ落ちて以降の過去の発達過程とその歪みにある。その際、大きな働きをするのが無意識という直接は意識することのできない様態である。これは、科学ではなく、一種の宗教（オカルティズム）ではないのか？

おそらく、大多数の精神分析家は、精神分析が世界中に広まり、国際学会も定期的に開催され、ヨーロッパ以外の国や非キリスト教国たる日本にすら支部があるではないか、と反論するのであろう。しかし、精神分析が広まった背景には、明らかに多数のユダヤ人分析家がナチスの迫害によってアメリカへ亡命したことが大きいのではないか。第二次大戦後に戦勝国から超大国となったアメリカが精神医学の世界においても主導権を握ったから、敗戦国家である日本でも精神分析が受け入れられる風土ができたのではないか。——もちろん、このような歴史的考察に対しても反論はあるだろう。曰く、戦前から日本の精神科医はごく限られた一部とはいえ、フロイト分析を取り入れて国際学会の日本支部まであったではないか、曰く、フロイトのもとに留学までした古澤平作という精神科医がいたではないか、と。

だが、それならば、日本人精神分析医である山村道雄による次のような回顧をどう解釈すべきなのか?

「この時期に、ユダヤ人の学問を取り上げることは、と非国民扱いされた。[*7]」(1984年)

山村は1944年の日本精神神経学会で発表を行った際に、こうした批判を浴び、それを、40年も経ってから、なお苦々しく回想しているのである。

当時の日本は軍部独裁のファシズム国家であり、日独伊三国同盟を結んで第二次大戦に参戦しており、戦後の民主主義国家とは違うのだ、という言い訳は、単に精神分析がそのときどきの政治状況によって否定されたり肯定されたりするという歴史を指摘しているに過ぎない。[*8] では逆に、日本やドイツのようなファシズム国家が、もしも戦争に勝っていたら、アメリカ本土も当然占領されて亡命したユダヤ人分析家も殺されていたであろうし、「ユダヤ人の学問」としての精神分析およびその運動は否定されたであろう。歴史にイフはないとはいえ、このような逆転を考えうるのは、「精神分析は普遍的科学である」（つまりユダヤ人の学問ではない）というフロイトの主張に対する反証のようにすら見える。いや、そもそもここにこそ、精神分析の抱える深い葛藤のひとつが根差しているのではないか？

【注】

＊1 フロイト晩年のいわゆる文化論三篇（『幻想の未来』『モーセと一神教』に並ぶ）の中心的論文である。本書ではすべて中山元訳（2007）光文社文庫版のみを参照した。

＊2 本章での引用は、長谷川松治訳（1967）『菊と刀――日本文化の型』（社会思想社）に従った。

＊3 このことに関連して最近指摘されているのは「文化の盗用」（Cultural Appropriation）という問題である。とくに、かつての欧米の植民地や立場の弱い人種・民族の文化が芸術家らによって勝手に使用されることで「文化の収奪であり人種差別だ」などの非難を招いている。また、欧米のファッション産業も、手軽なエキゾチックさを演出するために他文化を無断で商業利用していると批判される。

＊4 小俣和一郎（1998）『精神医学とナチズム』（講談社）を参照。

＊5 荻野恒一（1976）『文化精神医学入門』星和書店

＊6 小俣和一郎（2021）「フロイトに歴史のセンスはあったのか」臨床心理学研究、第58巻、25-31頁（本書第一章に相当する部分の初出）

＊7 西見奈子（2019）『いかにして日本の精神分析は始まったか――草創期の5人の男と患者たち』みすず書房

＊8

脚注レベルではあるが、ここでぜひ補足しておかねばならないのは、戦前の日本軍部などが唱えていた「八紘一宇」および「大東亜共栄圏」というスローガンである。前者は、中国東北部に侵攻して傀儡国家「満洲国」を樹立した軍部が、それを覆い隠すために用いた言葉で、多民族（八紘）がひとつ屋根（一宇）の下で共存共栄を図ることを意味した。これは一見、本章で取り上げた多文化共生主義のようにも聞こえるが、満洲国の実態は日本人が好き勝手に操ることのできる植民地に近いものであったといえるだろう。同時に軍部は「満洲は日本の生命線」とも主張し、そのもとで多数の日本人が「開拓団」と称して移住し農地を占拠した。彼らが敗戦とともに散り散りになり、一部が「残留孤児」として中国人養父母のもとにとどまったという歴史の事実は重い。

一方、後者は太平洋戦争へと突入し、東南アジア諸国などへ侵攻した日本が、いわば自己正当化のために用いたスローガンでもあった。すなわち、アジアの国々は大日本帝国という「兄」（盟主）を敬う「弟たち」のように仲睦ましく一体となり共栄を図るという意味で使われた。これも前者の八紘一宇と似たような言葉であるが、こちらは満洲国にとどまらずアジア各国が含まれ、その多くが欧米の植民地（インドネシア、ベトナム、ミャンマーなど）だったことにより欧米白人支配からの解放という意味合いも含んでいた。実際、1943年には「大東亜会議」が東京で開かれ、日本軍の占領するアジア各国の代表者らが招かれた。なお、大東亜共栄圏という言葉自体は、日独伊三国同盟を推進した外務大臣の松岡洋右によって作られたといわれる。

いずれにせよ、こうした一見文化多様主義に見える言葉が戦前の日本で作られ、植民地支配や戦争を正当化するために使われていたことは、きわめて示唆に富む。ちなみに、これらのスローガンが「侵略戦争の共同謀議」の証拠のひとつとして東京裁判（極東国際軍事法廷）で認められたのは皮肉である。

第九章 精神分析はなぜナチズムを批判できないのか？

批判の欠如

フロイトがユダヤ人であり、精神分析家もまた圧倒的多数がユダヤ人またはユダヤ系の学者からなっていることは、これまでにも再三言及してきた。そうであるからには、精神分析は何よりもまずナチズムあるいはナチスに対して舌鋒鋭く批判してしかるべきではないか。ドイツで反ユダヤ主義を掲げるヒトラーが政権の座についた１９３３年以前からナチ党は存在していたし、それどころかワイマール共和国議会において第二党の座を占めるに至っていたのだから、１９２０年代から批判があってもおかしくはない。それに、ナチスが崩壊しナチ・ドイツが無条件降伏した戦後であるなら、別にナチズム批判を大々的に行っても何ら支障はなかったはずである。それとも、精神分析であってもネオナチの復讐が怖かったのであろうか？

たしかに精神分析は、フロイトをはじめ多くの精神分析家が亡命を余儀なくされ、亡命できなかった、あるいはあえてしなかった分析家が強制収容所などで殺害されるという悲惨な体験をしていて、それがとうてい克服することのできない巨大なトラウマとなったことは理解できる。しかし、精神分析はもともとそのような過去のトラウマを想起し分析するのが本業ではなかったのか。

こうして考えてみると、フロイトをはじめ大多数の精神分析家がナチズム批判を展開していないことは、きわめて不自然に思える。こう書くと、必ず、エーリヒ・フロムは『自由からの逃走』[*1]（１９４１年）で、また、ヴィルヘルム・ライヒは『ナチズムの大衆心理』[*2]（１９３３年）で、それぞれにナチズムを主題に取り上げているではないか、との反論があるだろう。しかしながら、これらの書物で述べられているのは、主として、ナチズムがいかにしてドイツで支持され政権を獲得するに至ったのか、ドイツ人大衆はいかなる心理状態でナチスを支持したのかという、いわばナチス登場に関する社会心理学的な分析であって、ナチズムそのものへの批判ではない。また、フロムもライヒも、ナチ政権登場とともに第三国を経てアメリカへ亡命し、その意味ではヨーロッパにおけるユダヤ人

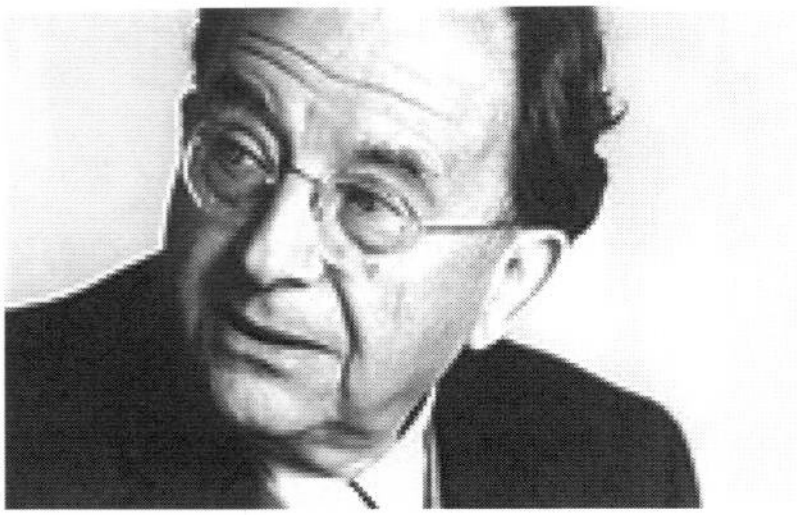

エーリヒ・フロム（1900–80）

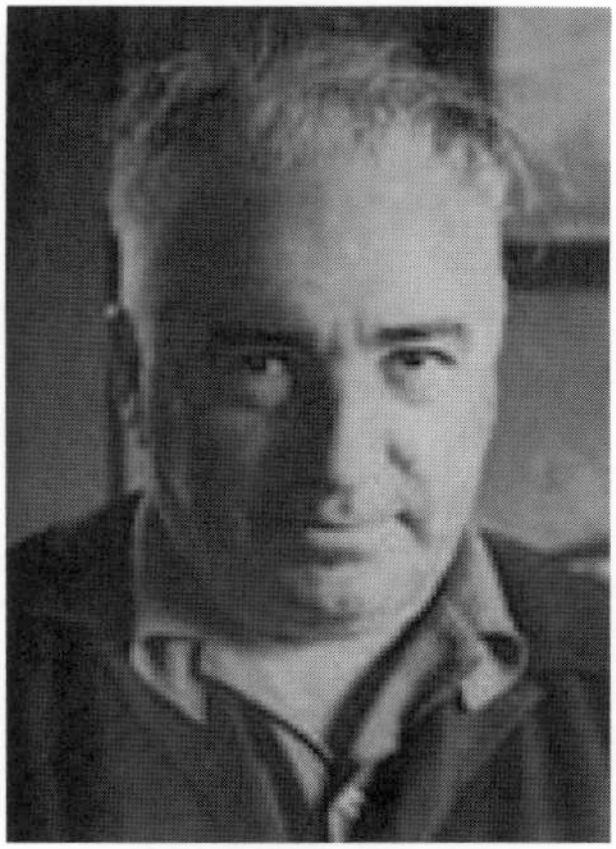

ヴィルヘルム・ライヒ
（1897–1957）

絶滅を直接体験していたわけではない。
一方、両者はフロイトとは違って第二次大戦後も生きているので、ナチ・ドイツの崩壊とニュルンベルク裁判などは直接見聞しているはずである。にもかかわらず、両名ともに戦後改めてナチズムを批判した形跡はない。フロムは戦後の１９５０年アメリカからメキシコへ移住し、74年にはスイスへ戻り80年そこで病死した。ライヒは戦後もアメリカで神秘的なオーゴンボックス療法を続けたが、そのために狂人扱いされ、57年ペンシルバニアの刑務所で獄死する。

ナチズムへの批判軸

ごく一般的にいって、第二次大戦の結果、ナチズムは米英仏など、いわゆる西側自由民主主義国家によって断罪され、日本の軍国主義と全体主義もまた同様に裁かれ否定された。そこでは、ナチズムに対して自由民主主義というイデオロギー的立場からの批判が行われ、それは戦後のドイツ国家にも引き継がれた（ソ連および共産主義を引き継いだ東ドイツはその限りではない）。つまり、戦後のドイツは自由民主主義国家として再生した。戦後の日本も同様であった。[*3]

具体的に述べれば、一党独裁制に対する民主主義（デモクラシー）、全体主義に対する個人主義、国家による強圧的で一方的な抑圧に対する言論の自由に代表される自由主義（リベラリズム）、戦争賛美の軍国主義に対する平和主義などのイデオロギーが、いずれも批判軸の根底に据えられた。その結果、戦後はドイツも日本も、いわゆる西側自由主義陣営の一員となり、ソ連が代表する東側共産主義陣営と対峙することになる。これが１９９０年のソ連崩壊まで続いた東西冷戦構造である。もっとも、この東西対立構造は戦後におけるナチズムやファシズムへの批判を弱めさせることにもなった。西側は東側陣営に対抗するためにドイツおよび日本をも必要としたからである。とりわけ、ドイツは地政学的にも冷戦の最前線に位置していたため、西側によって多数の旧ナチスが恩赦され（この点は日本の戦争犯罪人も同様）、ホロコーストの史的検証も滞りを見せていた。それが再び問題視され、改めて検証の俎上に載せられはじめるのは、１９６１年のアイヒマン裁判以後といえる。

では、とりわけホロコーストを経た戦後に、精神分析に限らずユダヤ人全般はナチズムをどう批判したのだろうか？

たとえば、ユダヤ社会の根付いていたアメリカでは、批判というよりも嫌悪が先行していた。しかしその一方で、ホロコーストがなぜ起きたのかに関する歴史研究も盛んとなる。今日ではホロコースト史家として著名なラウル・ヒルバーグによる著作『ヨーロッパ・ユダヤ人の絶滅』（1963年）はその金字塔ともなった。それでも、アメリカ社会が全体としてホロコーストの歴史意義を再確認したのは、ベトナム戦争が終わったのちのことである。その歴史的な象徴こそ、首都ワシントンに開設されたホロコースト記念館（1993年開館）である。

では、戦後ユダヤ人国家として再建されたイスラエルではどうだったろうか。ここにはホロコーストを生き残ったヨーロッパ・ユダヤ人が大挙して移住してきた。イスラエルの建国は1949年のことで、その翌年には国内法として「ナチおよびナチ協力者処罰法」が成立している。この法律によってイスラエル国内にいた少なからずのホロコースト協力者（強制収容所でカポ［囚人頭］などとしてドイツ人に協力し仲間を虐待していた生き残りら）は被害者の通報などによって拘束され処罰された。また、1960年には南米アルゼンチンに逃亡していたアイヒマンが情報機関モサドによってイスラエルへ拉致されて、エルサレムで裁判が行われることになった。そうしたホロコーストに対する厳しい断罪の一方で、被害者に対しても彼らを「弱者」[*4]とする批判もあった。被害者に対する共感は必ずしも大きくはなかったのである。こうした認識は、精神分析的にいえばアンビバレントなものと呼べるかもしれない。

このように、国や地域によって戦後のユダヤ人社会におけるホロコーストとナチズムに対する批判の仕方は異なっていたのだが、戦後に再スタートを切った精神分析と国際精神分析学会は、それらに対して長いあいだ批判することも再検証することもなかった。

精神分析のイデオロギー

その背景にあるのは、やはり精神分析のもつイデオロギー的な性格であると思われる。もちろん、戦後はユダヤ人のみならず非ユダヤ系の分析家も多く誕生しているのだから、戦前と同じように精神分析運動をシオニズムなどのユダヤ主義運動と同一視することはできない。また、戦後の精神分析をユダヤ人社会と一体視することも適当ではないであろう。

しかしながら、精神分析のもつイデオロギーの根底にフロイトの価値観が横たわっていることに異論はないだろう。まさに精神分析の産みの親ともいえるフロイトの私的価値観ぬきに精神分析全体を語ることは不可能である。そして、改めて強調すべきは、フロイトがそのことを生涯否定、いや否認していたということである。なぜなら、特定の価値観に立脚しているとすることは、すなわち精神分析を普遍的科学だとする自らの主張に抵触するからにほかならない。一党不偏の科学である以上、そこに特定の価値観や党派観などが持ち込まれることがあってはならない。精神分析もまた特定の価値観に偏しない科学である――それがフロイトの主張であり、その後の精神分析信奉者の変わらぬ基本姿勢である。

実は、こうした頑なさの中にも、すでに精神分析のイデオロギーの一端が顔を出しているのだが、それはおそらく外部からの批判者にしか感知できないであろう。内部にいる者は、それが元祖フロイトの頑なな主張であり、精神分析運動の旗印でもあるのだから、自明のことと受け止めているはずである。そして、この頑なさがほかならぬフロイトに由来するものであり、そのことも含めて元祖たるフロイトをどこまでも崇めているということには気づきにくいであろう。しかし、その大元はほかならぬフロイトであり、フロイト自身のもつ父権主義的イデオロギーである。フロムによれば、それこそがフロイトの依存嫌いと相まってフリース、アドラー、ユングらの離反にもつながったという（第二章＊6参照）。そうであるとすれば、このフロイト個人の権威主義的イデオロギーもまた、精神分析自体のもつ主要なイデオロギーのひとつに数えることができるだろう。

精神分析運動においては、そのイデオロギー色はもはや拭うことはできない。運動と称するからには、そこに何らかの主義主張が込められているのは当然であろう。それが必ずしも政治的イデオロギーでないにせよ、あるいはフロイトが強く否定し続けた宗教的イデオロギーだったにせよ、同じことである。精神分析運動の歴史をたどるなら、その基盤はフロイトを中心とした「中央委員会」（ジョーンズのいうcentral comittie）であり、七人の委員の全員がユダヤ人からなる。全員にフロイトから同じ指輪が贈られ、いわばフロイトを家長とする一家族のごとき集まりといえた（第二章参照）。

こうした権威主義的イデオロギーと並んで、精神分析を特徴づけているのは、何といってもロマン主義ないしは神秘主義的性格である。しかし、これもまたフロイト自らが強く否認し続けたイデオロギー色である。だが、精神医学の歴史から見れば、この否認は通らない。精神分析の主要なルーツは催眠術であり、そのまたルーツはメスメリズム（動物磁気説、磁気療法）である。つまりは、ロマン主義的医学にほかならない。

権威主義とロマン主義

一方、ナチズムのイデオロギーはどうであろうか？

ナチ政権下においては、「遺伝病子孫予防法」すなわち断種法がいち早く施行され、人種衛生学の名称で優生学研究が推進された。ドイツの科学技術は総動員され、先進的な兵器も登場した。そうした側面だけに着目するなら、ナチズムは明らかに啓蒙科学主義に立脚していたかの感すらある。だがしかし、こうした側面はほかの多くの歴史事実を勘案するなら、表面的な見せかけに過ぎないと考えた方がよいであろう。

たとえば、断種法や人種衛生学にしても、その出発点は『わが闘争』に明記された障害者やユダヤ人などに代表される「劣等者」の排除という主張に基づく。ヒトラーはそれに科学的な裏付けを求めて優生学を利用したのである。もし、そのような科学を欠いてしまえば、そこには単なるリヒャルト・ワーグナーやニーチェばりの蒼古的で神秘的なゲルマン民族神話の世界か、もしくはヒトラーがウィーンで強く影響されたという市長カール・ルエーガーの過激な反ユダヤ主義しか残らない。だが、ヒトラーは自らの反ユダヤ主義が、あくまでも理性的で科学的なものであって、それまでの感情的なそれとは決定的に異なっていることを強調した（「理性的反ユダヤ主義」）。また、同じナチ党内であっても、反ユダヤ主義の中身は決して同一というわけではなく、たとえばゲッベルスが経済的反ユダヤ主義を主張すれば、ヒムラーはもっぱら人種的反ユダヤ主義に徹していた。ゲーリングに至っては状況によって変化するご都合主義的なものであった（補章を参照）。

ナチスの科学性を強調する者は、決まってその航空技術の高さを持ち出し、ロケット兵器やジェット戦闘機の実用化を強調する。しかし、これらの技術もナチ政権誕生前からすでに軍や民間レベルで研究され実験されていたもので、むしろ戦争のごく末期になってようやく導入されたという経緯の裏には、科学技術信奉ならぬナチ党内での露骨な権力闘争が関わっていたとされる。*5

いずれにしても、ナチズムのイデオロギーの一端にはゲルマン民族神話に発する非科学的ともいえる人種主義があり、ナチス官僚機構がその政策を支えていたといえるだろう。その根底に横たわっているのは、やはり一種のロマン主義的イデオロギーであり、党首ヒトラーを頂点とする権威主義的イデオロギーである。精神分析もナチズムも、このような根本的イデオロギーにおいて共通した性格をもつ。

あるいは、こうもいえるかもしれない。すなわち、精神分析とナチズムは家父長的権威主義と宗教的ロマン主義という二大イデオロギーをともに分かちもっていた、と。だからこそ、精神分析は同じイデオロギー世界に身を置くナチズムを批判できなかったのである。

【注】

＊1 Fromm, E. (1941). *Escape from freedom.* Reinehart and Winston.（日高六郎訳［1951］『自由からの逃走』東京創元社）

＊2 Reich,W. (1933). *Die Massenpsychologie des Faschismus.* Sexpd Verlag.（平田武靖訳［1971/1986］『ファシズムの大衆心理（上・下）』せりか書房）

＊3 第二次大戦の帰趨がもたらした事柄に対する評価は、もちろんこのような点だけにとどまらない。ニュルンベルク裁判や東京裁判にまつわる世俗的批判にも見られるように、勝者による敗者への一方的な断罪にすぎず、そこにイデオロギー的な意味はないとする歴史観もある。たしかに自由で民主的な国家とされたアメリカでも黒人差別は戦後も顕著に残ったし、世紀の改まった現在でもなお続いている。むしろ、アメリカでは2020年に起きたジョージ・フロイド事件（白人警官による黒人青年の殺害事件）や新型コロナ・パンデミック下におけるアジア系住民への暴力事件（antiasian violence）などが、そうした根強い人種差別の存在を気づかせるかのように表面化する。

また、アメリカのみならずホロコーストが起こったドイツですら、反ユダヤ主義（Antisemitismus）に基づくヘイトクライムは後を絶たない。欧米のみならず中国でもウイグル族への弾圧がジェノサイド（人種殺戮）であることを国連などが指摘し非難している。

＊4 戦後のイスラエルでは、ガス室で殺されたユダヤ人同胞に対して「石鹸」というあだ名がつけられたという。これは、ガス室で殺害されたユダヤ人の遺体の脂肪からナチスが石鹸を製造していたという「噂」に基づいた呼び方であるが、そうした事実は実際には確認されていない。もっとも、このような非難は犠牲者に対する共感の欠如というより、生き残った自分たちのアイデンティティを強めたいとする理由からきているのかもしれない。

＊5 当時のナチス軍需大臣アルベルト・シュペーアは、その回想録の中でこのような科学技術をめぐる暗闘の詳細について記述している。シュペール・A、品田豊治訳（1970）『ナチス狂気の内幕――シュペールの回想録』（読売新聞社）を参照。

第十章　精神分析と倫理

フロイトにとっての倫理

これまでたびたび取り上げてきた晩年の著作『文化への不満』[*1]の中で、フロイトは倫理の最終的な目的は「文化の最大の障害物、すなわち人間に生まれつき備わる他者を攻撃しようとする傾向を除去すること」だと書いている。フロイトにとって倫理とは「文化の超自我がもつ独自の要求のうち、人間の関係に関わるもの」をいう。そして「いつの時代でもとくに高く評価されてきた」のである。しかし、このような「文化の超自我」が掲げる要求は、同時に個人の自由に制約を加え、個人のもつ超自我と同様に「人間を幸福にしない」。したがって、フロイトにとって、こうした倫理の要求は基本的に不満を呼び起こすことになる。それがまた、フロイトにとっての「文化への不満」のひとつの理由ともなっている。

しかしながら、われわれは今日、倫理という言葉をフロイトとは関係なく日常的に使用する。医学だけに限ってみても「医療倫理」「生命倫理」などの用語がよく使われるし、一般社会でも「政治倫理」「放送倫理」「倫理教育」などの言葉を耳にする機会が少なくない。それゆえ、ここでは上記のようなフロイトによる精神分析的説明をいったん離れて、倫理の一般的な意味を探ってみたい。

倫理の語源

日本語の倫理という言葉がいつ作られたのかは、よくわからない。しかし、この日本語に相当する英語はエシックス（ethics）であり、その語源は古代ギリシア語のエートス（εηθος）で、「気風」「気配り」「居住まいを正すこと」などを意味する。そこから英語のエシックス、エチケットなどの単語が派生した。それゆえ「倫理」とは、それを掲げる側のある程度自発的で主体的な姿勢であるといえるだろう。

この言葉に類似して（また、しばしば混同して）使われる日本語に「道徳」（モラル）がある。両者は、たしかに今日では「モラルハザード」（倫理観の欠如）のように、ほぼ等しいような意味で使用される。そのため紛らわしいが、両者の本来の意味には多少の違いがある。

日本語の「道徳」の語源は明らかに中国語であり、漢字の「徳」の字が、もともと「道を監視する目」を意味していたように、倫理よりもやや強制的なニュアンスをそのうちに含んだ言葉といえるだろう。よく、「法律は最低限の道徳」といわれるように、道徳の一部を完全に強制したものが法律の条文になったと考えられる。また、道徳に当たる英語のモラル（moral）は、近代ヨーロッパ市民社会で盛んに使用されたように、暴力や体罰などによらない緩やかな社会規制という意味をもつ。近代精神医学成立の一大契機ともなった「患者の鎖からの解放」を支えた「モラル・トリートメント」という言葉も、こうした意味をもっていた。

以上から、これら似たような日本語もそれぞれ、倫理、道徳、法律の順で、その意味上の強制度は次第に高くなるものととらえてよいであろう。また、ここには、フロイトと精神分析のとらえる倫理と一般通念上の倫理のあいだに、明瞭な違いを見て取ることができる。すなわち、フロイトが倫理の起源を超自我およびその強制力に求めるのに対し、語源的な意味からすると自ら姿勢を正す、気概を示すなどの、積極的で自由な主体的判断に基づく力が倫理を形づくっているように思われる。むしろ、主体的な意思の関与が弱くなるのは、法律などの形で外部からの強制が働く場合であり、それは本来の倫理がもつ意味から多少ずれているという感じを受ける。

個人の主体的意志か他者からの命令か

ここで俄然大きくクローズアップされるのが、人間の行動を決める際に働く力の在り処である。人間の示すある行動が倫理的であるのか非倫理的であるのか、その個々の判断は状況によってさまざまであり、一概には規定できない。しかしながら、その行動が内的で主体的な判断に基づいていたのか、あるいは命令のような外部からの強制力に基づいていたのか、は大きな問題である。もちろん、内的か外的かを単純に二分することはできないかもしれない。しかし、ある行為がどちらの判断に基づいていたのかによって、その行為に対する（法的）責任の所在が問われることにもなる。

ここではこの問題をもう少し掘り下げる意味で、いったん精神分析から離れ、おもにヨーロッパにおける哲学・思潮の流れのうち、とくに関連深い点だけをごく簡略に押さえておきたい。

そもそも、哲学のうえで、人間が頭で考えることに主体性があると明記したのは17世紀のルネ・デカルトである。その有名なテーゼ「我思う、ゆえに我あり」に見るとおり、考えることの主体は、それまでのように神ではなく人である。ただし、デカルトにおいては神の存在はなお肯定され、デカルト自身も神の存在証明を行ったりしている。しかし、考えることはすなわち主体の存在に直結する。

このデカルトの「我思う（コギトー）」がさらに推し進められたのが、18世紀のカント哲学であった。イマヌエル・カントは人間の理性に重きを置き、それを純粋理性と実践理性に分類し、前者が主体的に判断を行い、後者が法律や命令など外部の普遍的正義を参照して内面的判断に一致していれば倫理的であるとした。実践理性という翻訳語は日本語としては、はなはだ理解しにくいが、その意味するところは「順法精神」に近い。もちろん、カントはそれら理性にも限界があるとして有名な批判（「純粋理性批判」および「実践理性批判」）を展開しているが、両者はもはや神のような超越的存在に依存しているのではなく、人間が秩序に沿って主体的に正しい判断を下し、それを実践してゆくための人間の機能であると強調している。

このカントの理性概念全体をさらに主体的に把握しようとしたのが19世紀のゲオルグ・ヘーゲルである。カントではなお外部の普遍的秩序（法）が個人の正しい判断を行ううえで重要であったのだが、ヘーゲルでは主体的意志の自由（自由意志）がよりいっそう強調される。その立場はドイツ観念論を超えて英米の自由主義的哲学にも影響を与えたといわれる。[*2] それは第二次大戦後の戦争裁判において、とりわけ英米を中心とした戦勝国によるニュルンベルク裁判で「単に命令に従ったまで」とする主張（自己弁護）が無効であると規定されたことにも反映されている。つまり、外部（上部）からの命令に従ってユダヤ人をはじめとする一般市民を虐殺したという言い訳は通用しないということが、裁判の開かれる前からあらかじめ連合国判事らのあいだで決定され合意されていたということである。

このような規定は、単なる命令のみに基づいて「人道に対する罪」を犯してしまったという人間も法的には責任を免れないことを意味する。その理由として考えられるのは、やはり命令に従った本人

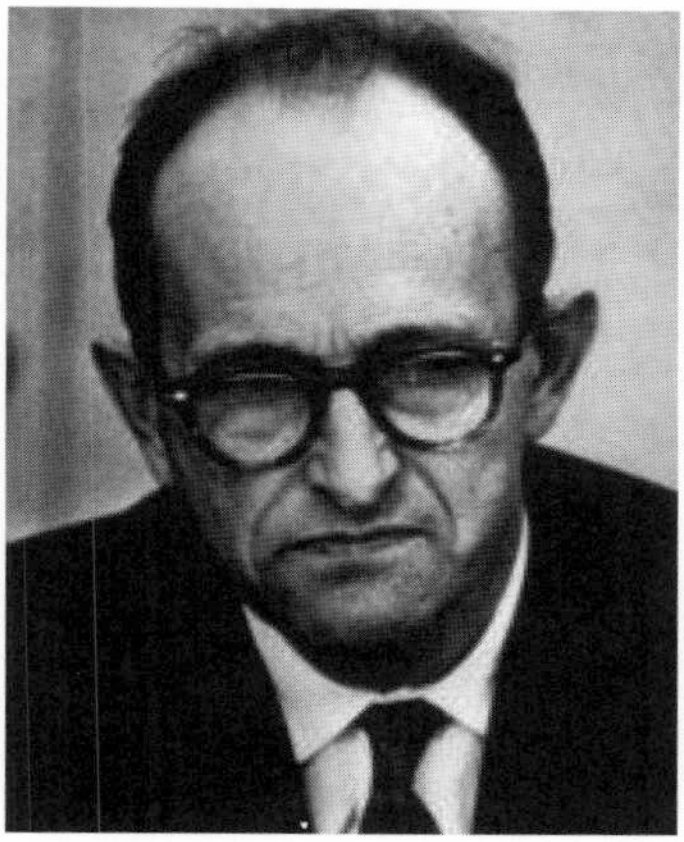

アドルフ・アイヒマン
(1961年、エルサレムで)
元親衛隊中佐、ユダヤ人大量移送の責任者。
「私は一人のユダヤ人も殺したことはありません」

の自由意志の働きである。つまり外部からの命令であっても、それに従うか従わないかを最終的に決定するのは本人の自由意志である。この点で、戦後のナチズム犯罪加害者に対する裁判で明らかにされた被告らの自己弁明は非常に興味深い。

たとえば、ユダヤ人大量移送によってホロコーストを可能にしたアドルフ・アイヒマンは、自分の意志で命令に従ったことは認めているが、自分の業務は移送列車の運行計画を立てることだけであり、それ以外の事柄に対する責任は一切ないと主張している。「私は一人のユダヤ人も殺していません」[*3]という彼の尋問および裁判での言明は衝撃的であった。マスコミはアイヒマンに対して「机上の殺人者」という表現を作り出し、のちにこの呼び方がよく使われるようになった。

アイヒマンよりランクは低かったが、ホロコーストの現場責任者の一人であったトレブリンカ絶滅収容所長フラン

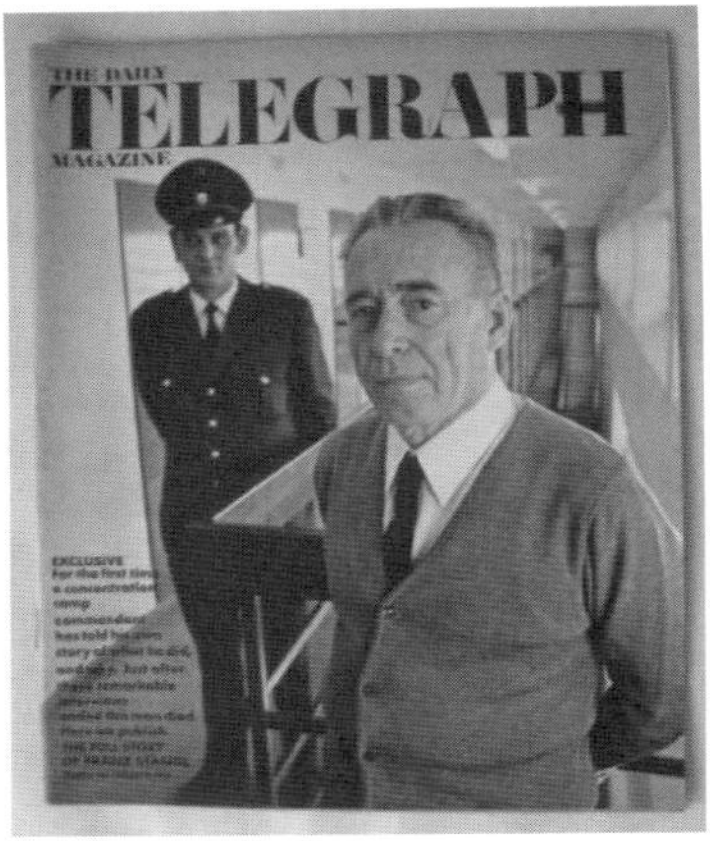

フランツ・シュタングル
（「デイリー・テレグラフ・マガジン」1971年10月8日号、デユッセルドルフ刑務所で）
絶滅収容所トレブリンカ所長。
「私はわざと人を苦しめたことは一度もない」

ツ・シュタングル（親衛隊大尉）は、当時の自分には自由意志はなかった、と弁明している。すべては命令に従ったまでであり、そのことに責任はないという論理に終始した。しかし、逆に「自らの自由意志でやったことに私は何の疚しさももっていない」とも強調し、「これまでの人生で故意に人を苦しめたことは一度もない[*4]」とも明言している。

ホロコーストにおける命令と忌避

今では数々の歴史研究が明らかにしたように、ユダヤ人大量殺人（ホロコースト）はナチスによる患者殺人（いわゆる障害者「安楽死」作戦）を発端としてはじまったわけであるのだが、それに参加していた末端のドイツ人加害者たちの場合はどうであろうか？　戦後になって、はじめは連合国（とくにアメリカ）によって、のちにはドイツ自身の手によって開かれた「安楽死」裁判やホロコースト関連の裁判記録から、われわれは被害者ばかりではなく、当の加害者の実態を広く知ることができる。

たとえば、アメリカの歴史学者クリストファー・ブラウニングは、ナチ占領下のポーランドにおける移動射殺部隊（Einsatzgruppen）にドイツ国内の通常警察官が動員されて参加していたことに着目し、戦後の裁判記録を通じて彼らの実態を分析した。[*5]

移動射殺部隊とは、独ソ戦に伴って前線の後方でユダヤ人を駆り集めては大量射殺を行っていた特殊部隊を指す。おもに親衛隊保安警察部隊、現地警察部隊、現地人志願兵などに加えてドイツ本国の通常警察部隊からも人員が集められた。ブラウニングによれば、作戦はおおむね次のような手順で行われた。

特定の町や村などからユダヤ人を一掃せよとの命令が出ると、部隊は早朝そこへ移動し、あらかじめ印がつけられた家々からユダヤ住民を追い出して広場に駆り集める。病人や障害者などはその場で射殺される。集められたユダヤ人は、あらかじめ掘られていた濠や溝のある森の中へと連行され、それらの縁で射殺され中に落とされていく。死体が満杯になると別の処刑場に移動して射殺が続けられる。射殺にはライフル銃、自動小銃、機関銃などが使用された。隊員は犠牲者の後頭部を狙って射殺するのだが、しばしば発砲とともに犠牲者の頭蓋骨、脳、血液などが飛び散って、制服が汚れてしまったという。隊員には特別に余分なアルコールやタバコが配給された。

このような任務遂行に当たっては、事前に現場の責任者から説明と指示が与えられた。そこで注目すべきは、女性や子どもを含む大量射殺であるゆえに、あらかじめ参加を拒否する自由が与えられたことである。実際、自分は参加したくないとの意思表示をした隊員は射殺以外の別の任務（たとえば付近の非常線警備など）につかされたが、処罰されることはなかった。ブラウニングによれば、おおむね20パーセントの隊員が積極的に不参加の意思表示をした。彼らは「自分は無防備な女子供を射殺するような行動には参加したくない」「私は臆病な性格なので、とてもできません」などと申し出た。また、いったん参加した隊員の中にも途中で任務を断った者、わざと撃ち損じるなどの消極的抵抗をした者もあった。すなわち、一方で良心の要請があり他方で隊の規律があるが、両者の矛盾を処理するために、そうした「苦し紛れの妥協」が生み出された。また、参加を拒否した者は、自分たちが「あまりに善良だから」ではなく、「弱すぎて」殺せないのだと主張している。参加した隊員の一部には心理的負担の大きさから身体の不調を訴えて任務から外された者もいた。

フロイト超自我説の矛盾

話を精神分析に戻そう。冒頭で触れたように、フロイトが倫理の目的を他者への攻撃欲求の除去としたことは、その最たる現れである殺人行為の抑止という文脈からすれば、きわめて正しい。ただし、あくまでも、他者を殺害することが攻撃欲求に基づくものとする、とのフロイト説を前提にしての話ではあるが。

その場合、殺人は当然最も非倫理的行いとして非難されなければならない。フロイトによれば、「人間にとっての基本衝動のひとつである殺人」は個人および文化の超自我によって禁止される。また、この超自我は、もともと自我の外部に存在する権威（に対する不安）に由来する。それがのちに発達段階の中で内面化されて超自我となるのである。

この説に従えば、移動射殺部隊に参加した隊員は、外部すなわち権威をもつ上部（総統ヒトラーや親衛隊長ヒムラーなど）からの命令によって女性や子どもを含むユダヤ人を殺したのであるから、そうした超自我のもととなった外面の権威に従って殺人を犯したことになる。一方、そのような権威に従わなかった隊員は、無防備の女性や子どもを殺すのは嫌だという考え、つまり良心（＝内面化された超自我）に基づいて殺人を拒否したことになる。さらに、途中で任務を拒否した者は、任務遂行に伴って徐々に超自我が内面化されたのか、任務から降りることを申し出た。しかし、フロイトにとっての超自我は内面化されていようがいまいが、等しく殺人を禁圧するもののはずである。これは矛盾としか言いようがない。

ホロコーストの大量射殺において、殺人衝動を解放した者はすべて、あくまでも当時の命令に従った、つまりユダヤ人を抹殺せよとの命令に従わざるを得なかったから、そうした。しかし、この命令は絶対的なものではなく、参加を拒否する自由も与えられていた。だから、当時の自分の自由意志で参加を拒否した隊員もいた。もし、自由意志で参加したのであれば、それは明らかに超自我の禁圧を解いて、殺人衝動を自由に解放したと分析できるだろうし、それで精神分析説では何ら間違っていないはずである。しかし、それはすべての隊員にいえることではなく、一部の隊員は自由意思によって参加を拒否した。あるいは、いったんは参加したものの途中から辞退した、または心身の不調から実行できなくなった隊員もいた。

こうなると、フロイト説や精神分析説では、うまく説明することはできない。つまり、超自我の働きは、人によって、あるいは状況によって一定ではないということになる。これでは、精神分析理論はあまりにもいい加減ということにならないか?

「善悪識別能力」という問題

さて、結論を急ぎたいところではあるが、ここで最後にひとつだけ付け加えておきたいことがある。それは、ホロコースト加害者を論じる際に必ずといってよいほど持ち出されるキーワード「善悪識別能力」の問題である。この議論は、人間のひとつの判断や行動に際して、善悪の区別ができていたのかどうかを問うものであり、その限りでは法的責任論とも重なる。もちろん、何が善で何が悪かは一概に定義できない。

しかし、はじめから善と悪という二つの対立概念が存在し、両極を形作るとの善悪二元論というものは、もともと宗教的な教義（とくに一神教のそれ）に発しているように思われる。ユダヤ教におけるモーセの十戒やゾロアスター教の善悪二神論などが想起される。また、欧米人が好んで持ち出す文明vs野蛮の二元論にも通じるものを感じる。すなわち、文明は善であり、野蛮は悪である、との単純な二元論である。そして、この二元論もまた、ホロコーストやアウシュヴィッツ論にしばしば用いられる。[*6]

この点ではフロイトは、文化なるものに不満を呈していたわけであるから、文化（文明）が一方的に善であるとは考えていなかったのであろう。第一章で書いたように、フロイトは「人間に生まれつき善悪を判断する能力があるとする考えには根拠がない」[*7]と述べているので、その能力は生得的ではなく、のちの（超自我の）発達に伴って身につくものと考えていたのであろう。少なくとも、遺伝云々の理屈ではない。ただし、ひとつだけここで併記しておきたいのは、フロイトは「悪とは自我にとって危険なものではなく、もともと望ましいもの、快楽を与えるものである」とも書いていることである。[*8]この点からすると、フロイトは生まれつき存在する人間の本能を悪ならぬ善と肯定しているようにも受け取れる。

それに対して、キリスト教や教父神学では、「善悪を選び取る力は、どのような人間にも備わっている」（オリゲネス）とする。ということは、ホロコースト加害者にとって、善悪識別能力の問題は、はじめからない、あるいは見当違い、ということになるだろう。つまり、善か悪かを識別できなかったからホロコーストに関与したのだ、あるいは逆に、善悪を識別できたのでホロコーストに関与しなかったのだ、との見方は、すべての人間に善悪識別能力があるとするオリゲネスの見解とは違って、その有無により人間を真二つに分断する見解であるから、少なくともキリスト教では受け入れられないということになるだろう。

おそらく、善悪の識別能力というものが問題になるのは、おもに司法場面において何らかの司法精神医学的理由（たとえば認知症など）から心神喪失などの適応の有無が判断される場合ではないだろうか。その場合、善悪の区分も法に準じるもの、つまり、合法・非合法との区分に対応するのであろう。しかし、法が常に正しく善であるとも言えない。ナチズム期のニュルンベルク諸法は露骨な人種差別法であったし、それによって大規模なユダヤ人迫害が起こったのであるから。

精神分析を貫くある種の非倫理性について

本章は、フロイトにとって倫理とはいったい何を意味していたのだろうか、という問い立てを出発点として書き進めてきたのだが、非倫理の極みとして殺人を取り上げる際、フロイトの死後に起こったホロコーストという歴史事象を持ち出したのは不公平ではないか、という反論があるかもしれない。ホロコーストが起きている時点でフロイトはすでに死亡していて、それを知らないわけであるから、過去に遡ってわざわざフロイトの説に論及するのはいかがなものかという指摘である。

たしかに、フロイトは隣国ドイツと母国オーストリアにおける反ユダヤ主義の猛威を軽く見ていたとはいえ、まさか自分が亡命したあとに二度目の世界大戦が起こり、東部のナチ占領地域で大規模な殺戮が起こるなどということまでは想像もできなかっただろう。

だが、父親とともにロンドンへ亡命して戦後に生き延び、精神分析がアメリカ中心に勢いを得て、国際分析学会が活動を再開するとその会長にもなったアンナ・フロイトは、かつて何が起きたのかを確実に知っていたはずである。しかも、ヘレーネ・ドイチュ、マックス・アイティンゴン、ヴィルヘルム・ライヒといった大物分析家の出身地がいずれもポーランドのガリチア（戦前はオーストリア＝ハンガリー帝国の一部）であり、その首都だったレンベルク（現ウクライナ領リヴィウ）でも移動射殺部隊が猛威を振るって大規模な大量射殺が行われていた。また、フロイト亡命後もなおウィーンに残ったユダヤ人たちも大量にポーランドへ追放されたのち、トレブリンカやゾビボールなどの絶滅収容所へと移送されガス室で殺害されている。その中には当然ながら、アンナ・フロイトの友人・知人も含まれていたであろう。

しかし、戦後の国際精神分析学会は、長いあいだホロコーストに関する歴史検証も行わず、加害国だったドイツ本国で会を開催することも避けてきた。そうしたことの背景には、ホロコーストが精神分析にとって大きな歴史的トラウマとなり、それゆえに集団的な抑圧が働いていたという事情も考えられるだろう。[*9] しかし、それよりももっと大きな要因が精神分析そのものの中にありはしないか？

それは前項で取り上げた精神分析のもつ権威主義的イデオロギーとはまた別の、臨床上の特質である。すなわち、自由連想法のもとにフロイトがはじめた精神分析は、常に患者の言葉なり訴えなりを、そのまま出発点として受容し、それに分析を加えてゆくという基本スタイルに沿ってきた。それは自由連想から対面法へ移ったあとも変わることなく、カウンセリング療法（ロジャース）に至っては分析よりもまず全面的な受容が求められる。もちろん、フロイトは第一章でも述べたとおり、患者の記憶の不確かさを早くから指摘し、そうした記憶に基づいた陳述をそのまま無批判に肯定したわけではなかった。しかしながら、精神分析もカウンセリングも、また、広く分析的精神療法一般は、その名称の如何を問わず、患者の陳述をいわば素材として肯定し受け入れるところからはじまる。

この現状肯定的で現実原則重視の基本姿勢は、精神分析がもつある種の保守性、現実追認性という基本的性格を形成しているように見える。だから、この点でもやはり精神分析はナチズムを批判できないということになる。いや、そればかりではない。つまり、そうした狭い歴史上の批判を欠いているることだけにとどまるものではない。ナチスの反ユダヤ主義ばかりではなく、広くトラウマティックな環境や社会一般の不正義を、無批判に放置したり肯定してしまう危険性が潜んでいるといえよう。

これは、やはり、精神分析がいやがうえにももつ一種の非倫理性といっても差し支えないのではないか。

【注】

＊1　S・フロイト、中山元訳（2007）『幻想の未来／文化への不満』光文社

＊2　権左武志（2013）『ヘーゲルとその時代』岩波書店

＊3　フォン・ラング・J、小俣和一郎訳（2017）『アイヒマン調書——ホロコーストを可能にした男』岩波書店

＊4　シュタングルはデュッセルドルフにおけるトレブリンカ裁判で終身刑の判決を受け収監された。そのとき、イギリスのジャーナリストだったギッタ・セレニーの集中的な獄中インタビュー（計70時間）を受け、その内容が公刊されている。セレニー・G、小俣和一郎訳（2005）『人間の暗闇——ナチ絶滅収容所長との対話』（岩波書店）を参照。

＊5　ブラウニング・C、谷喬夫訳（2019）『増補　普通の人びと——ホロコーストと第101警察予備大隊』筑摩書房

＊6　この関連で是非とも言及されるべきは、哲学者アドルノが記した次の言葉である。

「アウシュヴィッツのあとで詩を書くことは野蛮だ」（1955年）

この有名な句に登場する「詩」（＝文明）と「野蛮」との対比は、キリスト教の善悪二元論的な精神的基盤に立脚しているといってよく（アドルノ自身はユダヤ人だったが）、これを何か形而上学的で難解な

＊7　比喩などと捉えるべきではない（拙著［2010］『異常とは何か』［講談社］を参照）。
＊8　第一章（12頁）参照。
たしかに、フロイトも精神分析の技法を実践するうえでは「医師の分別」（『精神分析への道』）とする細かな項目を取り上げて順守するよう注意している。それは一見あたかも精神分析の「医療倫理」規定のようにも見えるのだが、精神分析を世間の攻撃や偏見から守るための、単なる自己防衛的な題目のようにも見える。つまり、そのような項目を（超自我の命ずるところに従い）守ったとしても、結果は不満だらけになる。だから、本当はないに越したことはない――そう言いたかったとしてもおかしくはない。
＊9　小俣和一郎（2020）『精神医学の近現代史』誠信書房

補章

フロイトの生きた時代
――おもに1920年代を中心に考える

本書ではフロイト個人の歴史認識への疑問から発して、フロイトおよび精神分析全体にまつわるさまざまの疑問にあえて一般史（とりわけナチズムの歴史）を参照しながら答えを模索してきたのだが、その答えは必ずしも十分とはいえなかったかもしれない。また、結局のところ不明といってもよいような、歯切れの悪い状態のまま終わった部分もあったと思う。

その理由の一端は、もちろん筆者の力量の問題にあるのだが、フロイト自身がすでに故人となってしまっているのに加えて、フロイトを始祖と仰ぐ精神分析学者らによるこれまでの美化や隠蔽など歴史の改ざんという問題にもあるように思われる。そうした改ざんによって真の姿が見えにくくなるのは、歴史を扱っていれば珍しいことではない。さらに、フロイトやその関係者が置かれた時代背景もまた、答えを見えにくくすることに関与しているものと思われる。つまり、人間もまた「時代の申し子」であるといわれるように、自らの生きた時代の影響をいやがうえにも受けざるを得ないということである。

そうだとすれば、21世紀の現代に生きているわれわれとは異なった価値観や時代精神などが、当然フロイトの生きた時代にも存在していたであろうし、それを実感することは容易ではないであろう（たとえば、われわれは携帯電話やインターネットのない世界をもはや想像しにくい）。しかし、さまざまの推測や時代の分析を通じて、われわれは少なくとも今日と当時との歴史背景の違いを炙り出しておかねばならないだろう。それが歴史に対する公正な態度といえるものではないか。

この補章は、そのような意味で本書全体の内容を補完し、フロイトとその関係者らが同時代人として生きた時間枠を、より広い意味での歴史の視点から検討することで、各章の記述内容に対する理解を助ける目的から書かれた。

とはいえ、フロイトはすでに再三述べたように83年の生涯を生きたので、その時間枠はきわめて長い。しかも19世紀と20世紀とに、二つの世紀をまたいでいる。そのため、ここではとりわけフロイトが最初の文化論ともいえる『幻想の未来』を著した１９２０年代に焦点を当てて、その時代背景に関し世界史的出来事を追いつつ考察してみたい。それは、本書でもとりわけ多くの頁で触れた年代でもある。

この時代はまた、以下に述べるように、とりわけヨーロッパ世界ではさまざまな意味で基層的変化が進行したときに相当している。ちなみに、日本でいえば大正から昭和の初期に相当し、日本もまた世界的潮流の変化に大きく晒された時期であった。今からすれば、ちょうど丸一世紀前の時代に当たる。

1920年代は、まさに20世紀における二つの世界大戦のあいだの時期すなわち戦間期に当たっている。この二つの世界大戦を、その戦間期を含めて連続的なものとして理解しようとする歴史家が今日では少なくない。第一次世界大戦が1918年に終わってから次の第二次大戦がはじまるまで20年余りしかなく、しかも両者はともにヨーロッパで発生し、その火ぶたを切ったのはいずれもドイツである。第一次大戦はフロイトの母国たるオーストリア（当時はオーストリア＝ハンガリー二重帝国）とドイツ（当時はドイツ第二帝国）とが同盟して、ロシア、フランス、イギリスおよび日本の連合国側（のちにアメリカも含む）を相手に戦い、敗戦となった。その後のヒトラーとナチスの登場は、この敗戦と密接に結びついている。ヒトラー自身が第一次大戦で兵士として戦い負傷して、野戦病院で療養中に敗戦の知らせを聞いて強いショックを受け、その後は周知のようにナチ党（国家社会主義ドイツ労働者党）を作って政権を奪い、ついには第二次大戦を引き起こすに至る。

1920年代は、このようにナチス台頭の10年と重なっている。それはワイマール共和国の10年でもある。当時の世界で最も民主的とされたこの共和国憲法の裏側で、実は最も先鋭な反ユダヤ主義を掲げるナチ党の躍進が進みつつあった。この歴史過程は、それ自体歴史家の手によって十分に検証されるべきテーマなのだが、本書は歴史の専門書ではないので、ここで詳しく立ち入ることは避けたい。しかし、本書の内容とも関わる反ユダヤ主義の流れについては簡単に述べておく必要があるだろう。

そもそも、反ユダヤ主義（Antisemitismus）とは何か、という定義をめぐっても未だに多くの議論があり錯綜している。[*1] したがって、ここでもその定義については深入りせず、ひとまず、数多くある人種差別形態のひとつと簡略かつ広義に理解しておく。

そうすると反ユダヤ主義の歴史は長く、とうてい1920年代に限られるものではなく、ナチスの専売特許などでもない。古代ローマ帝国によるイスラエル占領以後、ヨーロッパ世界に広く拡散したユダヤ人たちは、その移住先で差別的待遇を受けた。その程度は時代により地域によりさまざまであった。反ユダヤ主義の起源をフロイトがどうとらえていたのかについては、第二章で触れた。しかし、ドイツにおいて最初に声高な反ユダヤ主義を唱えた歴史的人物は宗教改革者マルティン・ルターである。さらに時代が下り、ナポレオン占領下のベルリンで「ドイツ国民に告ぐ」（1808年）の連続講演をして有名になった哲学者フィヒテも露骨な反ユダヤ主義的言辞を残した。しかしながら、これらの反ユダヤ主義は宗教的ないしは感情的なものにとどまり、その意味では非政治的なものだったといえるだろう。それがドイツにおいて強い政治色を帯びるのは第一次大戦後のことである。

第一次大戦におけるドイツの敗北は、「背後からの一撃論」（いわゆる匕首伝説）を生み、ヒトラーの

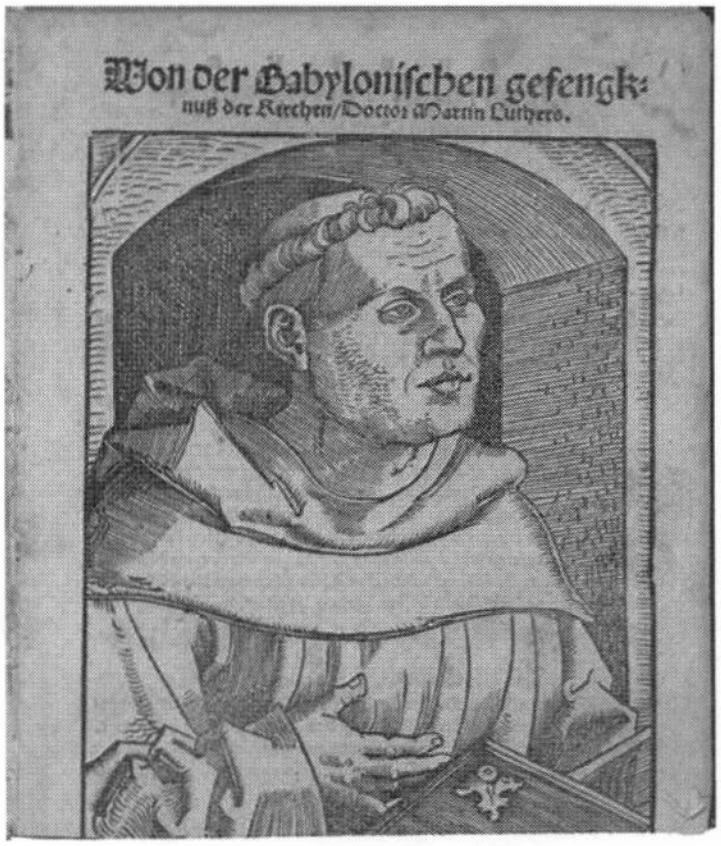

宗教改革者マルティン・ルター
（1483–1546）

みならず、国家主義者や愛国者らのあいだで盛んに主張されはじめる。前線では兵士が命がけで戦っているのに前線の背後でユダヤ人らが裏切り行為を働き、その結果ドイツが敗北したという主張である。反ユダヤ主義が政治的になるというのは、それが票に結びつくことを意味している。その点でも、とりわけ饒舌だったのはヒトラーである。

　その唯一といわれる著書『わが闘争』の中で、ヒトラーは自らの反ユダヤ主義が既存のそれとは大きく異なり、「理性的反ユダヤ主義」であることを再三にわたり強調している。[*2] つまり、ヒトラー以前の反ユダヤ主義はユダヤ人に対する憎悪や嫉妬など、感情的な反発に基づいていたのだが、ヒトラーはユダヤ人をあくまでも冷静かつ科学（優生学）的にとらえ、その血統がドイツ民族と混血することで本来のアーリア人の血統も劣化して最終的には滅んでしまうのだと主張する。したがって、ユダヤ人は同情や例外なく根絶されるべきだ、というのが原則論となる。このヒトラーの考え方をきわめて忠実に推し進め実行したのが、のちに起こったホロコーストの最高現場責任者となる親衛隊全国指導者ヒムラーである。

反ユダヤ主義と並んで、あるいはそれと対極にあるイデオロギーだったものが、ドイツ民族主義である。こちらの方も、その起源は古く、これもヒトラーやナチ党の専売特許ではない。そもそも、ヨーロッパの中央に位置するドイツでは、西側のフランスやイギリスのような民主主義、個人主義、自由主義といった価値観とは異なる独自の（いわばドイツ的な）国家主義的ないしは民族至上主義的な価値観が存続していた。それは個人においては国家や民族に対する名誉《エーレ》と忠誠《トロイエ》に重きを置き、集団においては秩序《オルトヌンク》と義務《プフリヒト》を要求するイデオロギーであった。こうした、いわば反西欧的ないしは近代批判的なイデオロギーの支持層は、敗戦後のワイマール共和国でも「右派」として活動していた。何よりも、ワイマール国家の元首たる大統領が、第一次大戦の英雄といわれたフォン・ヒンデンブルク元帥にほかならなかった。敗戦によって、自由民主主義がドイツ的国家主義に根本から取って換わるはずだったが、事実はそうならなかった。

1920年という年がスタートしてワイマール共和国で最初に起きた事件は、カップ一揆と呼ばれる右派のクーデターであった。それは鎮圧されたが、国家主義、民族主義、非西欧的ドイツ路線は総じてのちのナチス台頭を支えることになる。1923年にはヒトラーのミュンヘン一揆が起き、その暴力的な性格からいったんはナチ党も活動禁止となる。しかし、訴追されたヒトラーに対する判決は甘く、短期間の自由刑に終わった。釈放後のヒトラーはナチ党再興に向けて活動をはじめ、それまでの暴力路線から合法的な政権獲得路線へと方向転換する。

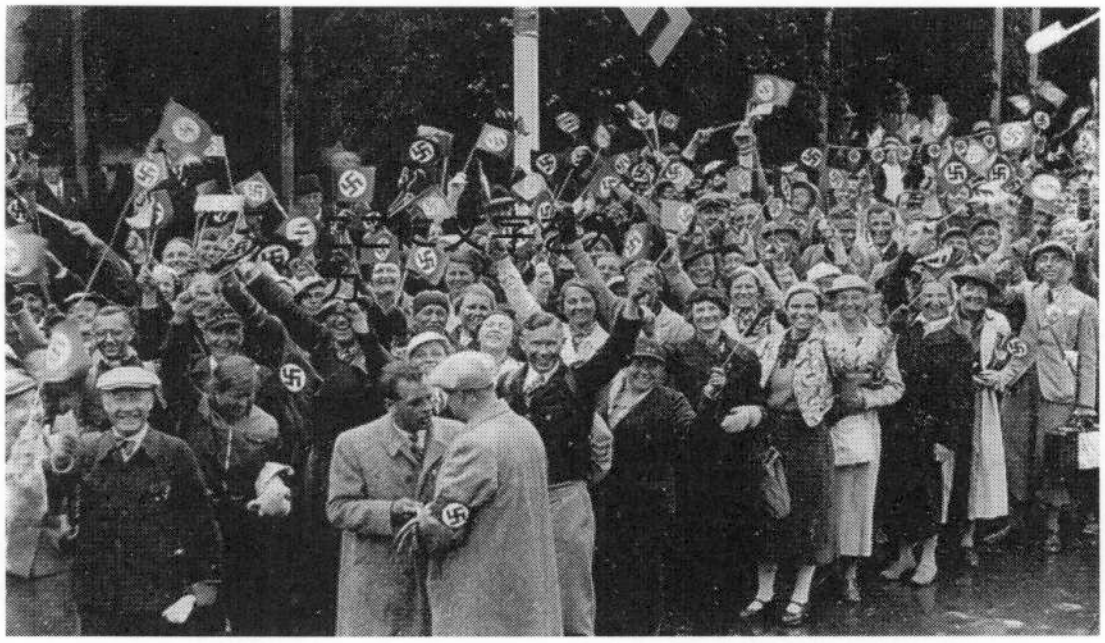

ナチズムの熱狂（オーストリア/1938年頃）

　このような、ドイツにおける右派的方向性は、まさに１９２０年代の終わりの年すなわち１９２９年に起きた世界大恐慌によって大きく伸長する。というのも、この経済危機によって、それまでの自由主義や資本主義に大きな疑問が付されたからである。アメリカにおける株価の大暴落は自由主義経済に対する大きな幻滅と失望を引き出した。実際、このとき以後の選挙でナチスは大躍進し、ワイマール議会の第二党の座を占めるに至る（１９３０年）。また、この経済恐慌もユダヤ人による陰謀とされたことで、反ユダヤ主義がいっそう叫ばれるようになった。

　もちろん、世界大恐慌は日本にも打撃を与え、農村の疲弊や中小企業の倒産ラッシュを招いた。それがやがては満州事変や二・二六事件などを経て軍部独裁へとつながる。フロイトのいたオーストリアも例外ではない。オーストリア・ナチ党が台頭し、護国団による活動などの民族至上主義的運動が盛んとなる。

　いずれにしても、１９２０年代とは、英米仏を中心とした連合国が第一次大戦の勝者となることによって、その民主主義、自由主義、個人主義などのイデオロギーが敗戦国たる独墺にも浸透するかに見えて、実際にはそうはならず、最後の年に起こった世界大恐慌を機に、一気にそれまでの急進的国家主義や民族主義が躍進する結果となってしまった、という10年間であった。敗戦によってドイツでもオーストリアでも皇帝は退位し帝政は崩壊して共和制へと移行したにもかかわらず、である。

第一次大戦前からヨーロッパ列強は植民地政策に邁進し、そのための艦隊増強に腐心していた。その最先端をいっていたのがイギリスである。七つの海に展開したイギリス海軍の艦隊は世界最強といわれた。当時の艦隊数は、現代でいえば核ミサイルの弾頭数にも相当するものだった。それに対抗しようとしたが、開戦に間に合わなかったのがドイツ海軍である。その結果を埋め合わせるべく開発されたのが第一次大戦以来の潜水艦（Uボート）であり潜水艦作戦であった。

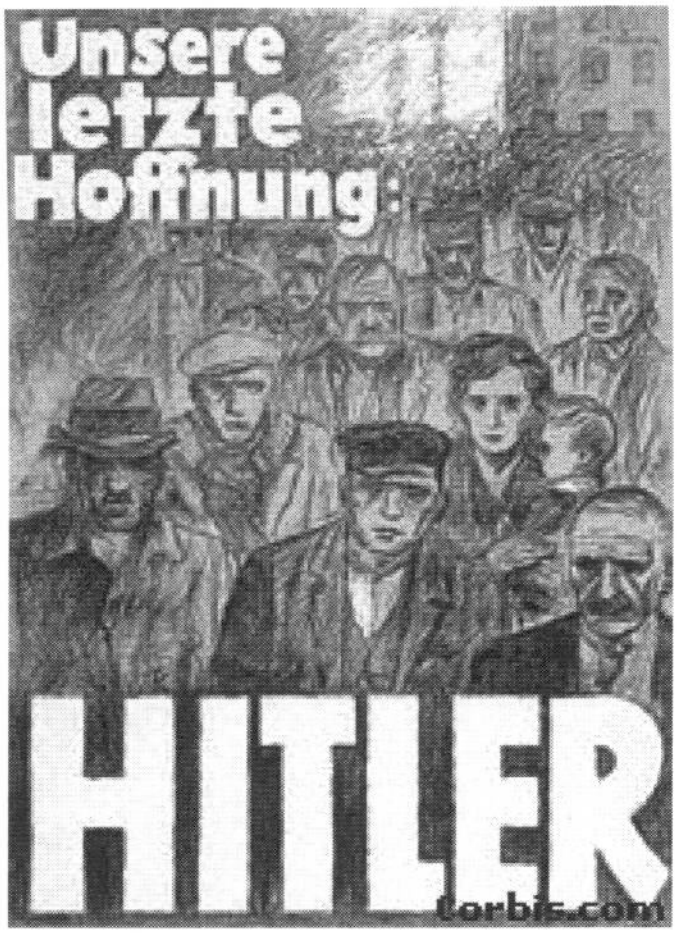

ナチ党の選挙宣伝ポスター
「我々の最後の希望：ヒトラー」
（1930年）

このような艦隊中心の思想は第一次大戦後も続き、戦勝国のあいだでは建艦競争が起き、戦艦の保有割当（総トン数）をめぐって何度も軍縮条約締結が繰り返される。日本もまたその対象国に含まれていた。皮肉なことに、艦隊主義からいち早く脱したのは初期の太平洋戦争で主導権を握った日本海軍であった。そして、せっかく戦果を挙げた航空兵力中心の戦闘方式を手放したのも日本海軍だった。[*3] 逆にアメリカはそれを取り込んで太平洋戦争の帰趨を決した。いずれにしても、第一次大戦の敗戦国ドイツは海軍兵力についてもヴェルサイユ条約で大幅に制限され、そのことで第二次大戦においてもイギリスに大きく遅れた。同様の敗戦国オーストリアは海への出口を失って海軍そのものをもつ実質的意味も失われた。

話はそれてしまったが、以上のような歴史的背景を考慮のうちに入れてみれば、本書で述べてきた具体的内容もいくぶん理解しやすくなるのではないかと思う。フロイトもこうした時代にオーストリアの首都ウィーンで一開業医としての、また一ユダヤ人としての生活を送っていた。一方で第一次大戦に自分の住む国が敗北し、また、他方で国家主義、民族主義、反ユダヤ主義がひたひたと押し寄せてくるのは、何ともアンビバレントな気持ちだったであろう。もちろん、第四章で触れたように、自らの病気（癌）も精神状態にさまざまの影響を与えていた。あえて推測するのなら、そのような気持ちで過ごす中から、本書でも再三取り上げた文化論三篇が着想されたのかもしれない。ちなみに、最初の文化論『幻想の未来』が刊行された1927年という年は、第一次大戦の終戦から9年、ソ連社会主義革命から10年に当たり、この12年後にフロイトは病没する。人類の歴史にまで精神分析の理論を普遍化することは、何よりも自らと精神分析を反ユダヤ主義から防衛するための最終的に不可欠の手段だったのではないか？

21世紀の今日、日本は戦争放棄の憲法の下で80年になりなんとする平和を享受しているが、第二次大戦後の世界でもなお戦争や局地紛争は絶えない。1990年のドイツ再統一でいったんは終わったかに見えた東西冷戦も再び顔をのぞかせ、独裁政権下にある専制主義の国も絶えることがない。人道危機といわれるほどの民主化運動の抑圧や弾圧もまた目立つようになってきた。急速なデジタル化によって資本主義もまた「監視経済」と呼ばれるように、民主主義や個人の自由に介入し抑圧的に働こうとしている。

はたして1920年代からちょうど百年が経つ2020年代という時代には、どのような歴史展開が起こるのだろうか。「歴史は繰り返す」の喩えどおり、世界は再び「戦争の時代」へと向かうのであろうか？

【注】

＊1　反ユダヤ主義とは何かについては、誰をユダヤ人と呼ぶのかという根本的な問題を含め、今日のドイツ社会でも大きな論争テーマとなっている。それに伴い多数の議論があるが、近年でもなおハレやデュッセルドルフのシナゴーグ（ユダヤ教会）周辺でのユダヤ人襲撃事件が起きドイツ世論を騒がせている。ドイツ連邦大統領シュタインマイヤーは「ドイツにおける反ユダヤ主義は耐え難い」との声明を出した（2019年）。

＊2　ヒトラー・A、平野一郎・将積茂訳（1973）『わが闘争――民族主義的世界観（上・下）』角川書店

＊3　この背景にあるのは、日本の大敗北に終わったミッドウェー海戦（1942年6月）における主要航空母艦群の喪失である。これによって太平洋戦争全体の戦局が逆転したことはよく知られている。

あとがき

フロイトの生涯やその仕事については、すでに多くの書き物、読み物がある。かつてフロイトが長く使っていたウィーンの自宅兼診療所は今日「フロイト博物館」となり、大量の資料を保管する図書室も置かれ、専属の研究員すら配置されている。にもかかわらず、フロイトにまつわる話には、なお不分明な、未詳の点が多々ある。その多くは、本書でもインテンシブに取り上げたように、フロイトがユダヤ人だったことに起因している。フロイトには、どうしてもこの問題が付きまとうのである。

おそらく、もうひとつ別の理由を上げるとすれば、それはフロイトが生きた時代のもつ複雑かつ多彩な特色にあると思われる。すなわち、フロイトの生まれた19世紀中盤は精神医学や神経学が産業革命に伴う技術革新によって急速に発展していった時期であり、ダーウィンの進化論をはじめ新たな学問・学説が登場した。彼が精神分析を創始した19世紀末から20世紀初頭は、ヨーロッパにおけるさまざまの価値観にも根本的な変化が現れはじめた時期と重なる。たとえば、優生学およびそれを引き継ぐ科学的装いをもった人種主義、フェミニズム運動、神智学などの新思潮の登場である。精神分析もまた、そうした新しい思潮の一角に位置づけることが可能である。

また、精神分析が発展してゆく20世紀前半の過程ではヨーロッパを震源とする第一次世界大戦が起こり、戦後はナチズムやファシズムが台頭して、それはやがて第二次世界大戦へとつながる。この大変動の時代にフロイトは生き、第二次大戦の始まりから間もなくして死去する。とりわけ、ドイツにおけるヒトラーとナチスの登場は、その後の精神分析の歴史に決定的な影響を与えたといってよいだろう。それゆえ、ナチズムの歴史ぬきに精神分析の歴史を語ること自体が不可能であるし、逆に言えば、それぬきにして、これまで多くの精神分析史が語られてきたことの不当性もまた指摘されねばならない。

二度の世界大戦を経たあとで精神分析の中心は、もはや母国《ホームランド》たるオーストリアやドイツなど、いわばドイツ語圏諸国を離れ完全に英米圏へと移り、用語も英語化し、フロイト流の自我心理学は消退して各派入り乱れ、その応用は広範化し諸領域へと拡散する。治療対象もまた、当初の神経症から種々の精神障害へと拡大した。日本で精神分析が広まるのは事実上戦後のことであり、その内実もいわばアメリカナイズした精神分析であった。ただ、フロイトの著作をはじめとする精神分析の基本図書も戦後になって系統的に訳されていったので、われわれは日本における精神分析の歴史が欧米とは明らかな時差をもって進行したかの印象をもつのかもしれない。もちろん、戦前にも精神分析の紹介は行われていたし、翻訳も部分的には刊行されていた。また、戦前には、仙台と東京の二つに分かれていた小規模の精神分析団体が存在していた。それらが戦後に統一化されて日本精神分析学会となり、日本の教壇精神医学の内部においてもようやく認知されるようになったのである。一方で、日本の精神分析が国際的にどのような評価を獲得したのかは現在でも不明瞭である。むしろ、精神分析そのものが薬物療法の発達などによって行われなくなり、少なくとも国際的に見て精神医学界での地位は低下したといえる。現に、精神分析への関心がなお盛んであるのは、日本と同じく比較的その浸透が遅かった中南米やアフリカ諸国などである。

フロイトと精神分析の歴史に疑問が多く残されている理由の第三は、まえがきでも触れたように、それが主に精神分析シンパによって語られてきたためであろう。そうなれば、フロイトや精神分析は自ずと神聖化され、批判は許されなくなる。その結果、歴史は単なる顕彰碑と化し、フロイト伝はひとつの偉人伝ともなる。そこに一定の批判や負の評価がうわべ上は綴られていたとしても、どれもその底流は同じである。いや、フロイト伝を何らかの売り物にしようとするなら、むしろ形ばかりの批判を加えておくことの方が人目を引くのである。たとえば本書でも引用した最も権威あるとされるアーネスト・ジョーンズの『フロイトの生涯と仕事』でも、精神分析運動に対する外からの批判や圧力には詳細に言及されている。しかし、フロイト自身はそうした妨害に感情的になることなく正当に対応したことが終始強調され称揚されている。

フロイトの死後、精神分析のたどった道筋にも紆余曲折があるが、すでに誕生から百年すなわち一世紀を超えた現在では、国際レベルの精神医学界の内部では過去の遺物となった感すらある。それでも、精神分析の理論がすべて価値を失ったと考えるのは誤りであろう。その理論形成には今日でもなお独創性が認められるし、フロイトの考察過程にもパイオニア的なオリジナリティを見出すことができる。小児性欲説や死の本能説といった最も批判の多い論理でさえ、それを完全に否定するだけの科学的根拠は挙げられていない。

本書は、こうした精神分析の歴史の中で、どちらかというとそのディテールを埋めることにつながる問題を取り上げて論じたものであるが、歴史を正確に記述するためにはディテールは押しなべて重要である。そうした小さな事実によって、時には大きな歴史のプロットが変化することさえあるのだから。

筆者は、これまで精神医学の歴史研究に携わり、どちらかというと専門家の少ないこの分野を主要なフィールドワークの場としてきた。一貫して取り組んできたことは、既存の歴史の見直し（ないしは読み直し）である。また今日まで、それに関する著書もいくつか著わしてきた。とりわけ、最も新しい著書に当たる『精神医学の近現代史』（2020年、誠信書房）の執筆過程で精神分析の歴史についての記述を進めるうちに、本書でも取り上げたような素朴な疑問が次々と生まれた。したがって本書は、そうした疑問に対する自己回答のようなものである。あるいは、上記新著の副産物のようなものともいえるだろう。『精神医学の近現代史』の読者には、本書をいわば副読本のような形でお勧めしたい。

精神医学の近現代史をたどるうえで生じた疑問は、もちろん精神分析の歴史や創設者フロイト個人にまつわるものだけではない。そこには、今日でもなお少なくない未解明の歴史的出来事がある。本文中にも登場したナチズム期の障害者大量殺人（いわゆる安楽死）やホロコーストなどにしても、未だにその原因や過程には解明されていない点が残されている。これらの事象はいずれも複雑なものであり、ひとつの疑問に答えが出れば、それがまた次の疑問を生むといったことを繰返すような性質のものといってよい。しかしながら、一見して精神分析の歴史とは無関係に思えるようなこれらの出来事も、本書で述べたように、さまざまの点で無視することのできない歴史的な連関をもって現れてくる。そうした連関をもつ別の出来事も、歴史研究が進めば、これにとどまることなく書き加えられてゆくかもしれない。今後のさらなる研究がまたれる。

本書の第一章のみは、日本臨床心理学会の雑誌『臨床心理学研究』に発表掲載された同じタイトルの論考（Vol. 58, No. 2, p. 25-31, 2021）であり、本書ではその本文に小見出しを挿入し、若干の修正を施したものとなっている。それ以外の章は未発表の書下ろしであり、第一章を含め終章以外の章には、すべて本文中の随所に小見出しをつけて読者の便を図った。また、脚注は最小限として各章末にまとめて掲げた。巻末には、主に精神分析の歴史と関連する事項をまとめて年表として加えた。本書が精神医学の歴史の一部である精神分析の歴史を再検証して読み直すことにつながり、ひいてはそこから、これまでの精神医学史においては不明確であったり誤ったりしているような箇所が訂正され、あるいは新しく付け加えられるようなことになるなら、著者として望外の喜びである。

もうひとつ、本書のタイトルについても一言しておきたい。著者はかつて『精神医学とナチズム』のタイトルで、ナチズム期の精神医学と障害者大量殺人をめぐるテーマの新書を著したが、その中で「ナチ政権下における精神分析」との章を設け、主に同時期の精神分析の動向とユングとの関わりについて解説した（1997年、講談社現代新書）。しかし今回は、フロイトを中心とした精神分析の思想的・文化史的側面を、ほぼ一貫してナチズムとの関連で論じた。これは上記の新書から四半世紀が過ぎるあいだに、著者の歴史研究がそれなりに進展したためであり、タイトルもまた上記前著にちなんで『精神分析とナチズム』とした。

最後になったが、誠信書房編集部の小寺美都子さんには、前著に引き続き細かな点までお世話になった。感謝したい。なお、本書最終章の最後に記した戦争への懸念の言葉は、本年2月末に起こったロシアによるウクライナへの大規模な武力侵攻で現実化してしまった。今は、この戦争が一刻も早く終わることを願うしかないが、同時にこのような戦争が再びヨーロッパで起きたことが、将来の第三次世界大戦につながらないことを切に望みたい。

2022年4月

京都洛中にて

小俣 和一郎

❖ 人名索引

ア行

カ行

サ行

タ・ナ行

ハ・マ行

ヤ・ラ・ワ行

❖ 事項索引

❖ 年表・精神分析の歴史（詳細は本文参照）

西暦	フロイトと 精神分析運動関連事項	場　所	離反者
1885	フロイト、シャルコーのもとに留学	パリ	
1886	フロイト開業（市庁舎付近）	ウィーン	
1895	『ヒステリー研究』刊行（共著）	ウィーン	
1896		ウィーン	ブロイアー
1897	フロイト移転・転居（ベルクガッセ）	ウィーン	
1900	『夢判断』刊行	ウィーン	フリース
1902	水曜会（自宅）	ウィーン	
1906			
1907	ユングがフロイトを訪問	ウィーン	
1908	第1回国際精神分析学会	ザルツブルク	
1909	精神分析年報創刊	ウィーン	
	渡米、クラーク大学他で講演		
1910	第2回国際精神分析学会	ニュルンベルク	
1911	第3回国際精神分析学会	ワイマール	アドラー
1912	国際精神分析雑誌		シュテーケル
	イマーゴ創刊	ウィーン	
	いわゆる中央委員会結成	ウィーン	
1913	第4回国際精神分析学会	ミュンヘン	ユング
1914	『ナルシシズム入門』		
1917	フロイトに狭心症様発作？白板症？		
1918			

備　考	一般史ほか
	レントゲンがＸ線を発見（独）
	フォション創業（パリ）／東大に精神病学講座（初代教授・榊俶）
	ウィーン市長ルエーガー就任
	第１回近代オリンピック（アテネ）
	赤痢菌の発見（志賀潔）
	パリ万博／「精神病者監護法」（日）
ザックス、ランクら参加	日本神経学会発足／日英同盟
水曜会にブリル参加	ヒトラー、リンツから初めてウィーンへ
水曜会にアイティンゴン参加	「癩予防法」（日）
ジョーンズらチューリヒグループの訪問	ヒトラー、貧民宿に入る
編集者ユング	サルバルサンの合成（エールリヒ、秦）
ホールとジェイムズによる招待	
会長ユング	日韓併合／チェスナットロッジ開院（米）
	南極点到達（アムンゼン）
フェレンツィ、ランク、ジョーンズ	中華民国成立／フェノバルビタールの合成（独）
編集者ランク、ザックス	
当初６名、のち７名	
	ヒトラー、ミュンヘンに転居
	第一次世界大戦始まる／パナマ運河開通
	ロシア革命
	第一次世界大戦終わる

西暦	フロイトと 精神分析運動関連事項	場　所	離反者
1919	『快楽原則の彼岸』入稿	ウィーン	
1920	ベルリン精神分析研究所	ベルリン	
	『快楽原則の彼岸』発表	ウィーン	
	第 6 回国際精神分析学会	ハーグ	
1921	『集団心理学と自我の分析』	ウィーン	
1922			
1923	『自我とエス』		F. ドイチュ
1924		パリ	
1925	アブラハム病死（48歳）	ベルリン	
	ブロイアー死去（83歳）	ウィーン	
1926	フロイトの実母死去（93歳）	ウィーン	
1927	『幻想の未来』	ウィーン	
1928			
1929	シュール（内科開業医）侍医となる	ウィーン	
1930	『文化への不満』	ウィーン	（以下、亡命者）
1931			
1932	シカゴ精神分析研究所発足	シカゴ	
1933	フロイト著書、焚書	ベルリン他	H. ドイチュ
	フェレンツィ病死（59歳）	ブダペスト	アイティンゴン、ライヒ
1934			アドラー、フロム
1935	ベルリン精神分析研究所接収	ベルリン	

備　考	一般史ほか
	メニンガー・クリニック開院（米）／「精神病院法」（日）
アブラハムら	世界初のラジオ放送（米）
	ロールシャッハ・テストの開発
	ムッソリーニ政権（伊）
最初の上顎癌手術＋再手術×2	ミュンヘン一揆／関東大震災
	ブルトン「シュルレアリスム宣言」
マリー・ボナパルトが患者となる	ヒトラー『わが闘争』（上）
上顎癌悪化（以後、悪化→手術のサイクル）	
	ヒトラー『わが闘争』（下）
ステルバ、分析学会正会員	
	世界大恐慌
日本の心理学者・矢部、フロイトに会う（ベルリン）	
	満州事変、満州国成立
アレキサンダー	
日本から古澤が留学、ステルバの教育分析	
東北大・丸井が渡欧しフロイトと会う	ヒトラー政権獲得
	日本が国際連盟脱退
	ヒトラー総統となる、ドレフュス事件
M. ゲーリングら	ニュルンベルク人種法

西暦	フロイトと 精神分析運動関連事項	場　所	離反者
1936			
1937	アドラー客死、ルー・ザロメ死去	アバディーン	
1938	帝国水晶の夜／ダリの訪問	ドイツ全土	ステルバ
1939	フロイト病死（83歳)、安楽死（？）	ロンドン	コフート
	『モーセと一神教』（完）	ロンドン	ベッテルハイム
	ランク急死（10月、55歳）	ニューヨーク	バリント
1940	シュテーケル死亡	ウィーン	
1945	ヒトラー自殺、ゲーリング病死	ベルリン、ポーゼン	
1949	ピヒラー死去	ウィーン	
1950	ドイツ精神分析協会発足		
1951	妻マルタ死去	ロンドン	
1955	日本精神分析学会発足	東京	
1961	ユング病死（85歳）	チューリヒ	
1962	マリー・ボナパルト死去	サントロペ	
1966	ビンスヴァンガー死去（84歳）	クロイツリンゲン	
1969	侍医シュール死亡（72歳）	ニューヨーク	
1970		デュッセルドルフ	
1980	ドイツで戦後初の国際精神分析学会開催	バンベルク	
1982	アンナ死去	ロンドン	
1987	チェスナットロッジ裁判（米）		
1990			

備　考	一般史ほか
	日独防共協定／スペイン内戦
	蘆僑溝事件／日独伊三国防共協定
ロンドンへ亡命、最後の手術	ナチス、オーストリア併合／ミュンヘン会談
	独ソ不可侵条約／第二次世界大戦始まる
	日独伊三国同盟
	第二次大戦終結
	東西両ドイツ成立
	朝鮮戦争／「精神衛生法」(日)
古澤ら	クロルジアゼポキサイドの合成（米）
	アイヒマン裁判（エルサレム）
	キューバ危機／国立がんセンター開院（東京）
	文化大革命（中国）
	アポロ11号の月面着陸
	トレブリンカ裁判（第二次）
	ドイツ保健総会でナチズム期の医学批判
	フォークランド紛争
精神分析の治療効果に疑問	精神保健法（日本）／初のSSRIプロザック（米）
	東西ドイツの統一

❖ 参考資料・ナチズム期の主なユダヤ人精神分析家らの亡命

（移民は除く。1932-44、著者作成）

出身国／氏名 （原語名）	亡命年	居住地	亡命先	経由地（国）
オーストリア				
Max Eitingon	1933.12	Wien	Boston	Palaestina
Erik H. Erikson	1933	Wien	Hervard	
Wilhelm Reich	1933	Wien	Pennsylvania	Daennemark, Norwegen
Rudolf Allers	1938	Wien	Washington. DC	
Paul Federn	1938	Wien	New York	
Sigmund Freud	1938.6	Wien	London	Paris
Heinz Hartmann	1938	Wien	New York	Schweiz
Richard Sterba	1938	Wien	Detroit	
Heinz Kohut	1939.3	Wien	Chicago	London
Bruno Bettelheim	1939		Chicago	Buchenwald
ハンガリー				
LJ. von Meduna	1938	Budapest	Chicago	
Margaret S. Mahler	1938	Budapest	Philadelphia	
Michael Balint	1939	Budapest	London	
Lipot Szondi	1944	Budapest	Zuerich	Bergen-Bersen
ドイツ				
Hans Sachs	1932	Berlin	Boston	
Otto Fenichel	1933	Berlin	Los Angels	Norwegen
F. Fromm=Reichmann	1933	Berlin	Meryland	Palaestina
Kurt Lewin	1933	Berlin	Stanford	
W. Meyer=Gross	1933	Heidelberg	London	

出身国／氏名（原語名）	亡命年	居住地	亡命先	経由地（国）
Herbert Marcuse	1933	Frankfurt a.M.	New York	Schweiz
Hans J. Eysenk	1934	Berlin	London	
Erich Fromm	1934	Frankfurt a.M.	New York	Schweiz
Friedrich H. Lewy	1934	Berlin	Pennsylvania	
Kurt Goldstein	1935	Berlin	New York	
Erwin Strauss	1938	Berlin	North Caroraina	
Gustav Aschaffenburg	1939	Köln	Washington DC	Schweiz

❖ 参考資料・フロイトの上顎癌の経過（第四章参照）

西暦	日　付	年齢	経　過
1923	4月20日	66歳	第1回目の手術、外科医ハイエク執刀、術後出血と疼痛
	10月4日	67歳	第2回目の手術、口腔外科医ハンス・ピヒラー執刀
	11月12日		再手術、同上
1924			年初に診療再開
1925			マリー・ボナパルトを患者として受け入れ分析を始める
1926		70歳	全般的に悪化、手術、電気凝固処置を繰り返す
1927			文化論と取り組む→『幻想の未来』
1929		72歳	内科開業医マックス・シュールがマリー・ボナパルトの紹介で主治医となる
1930	5月7日？		日本人心理学者・矢部八重吉がベルリンでフロイトに面会
1931			白板増大、再手術、組織は前癌状態、術後失望状態
1932	3月7日		再手術
1933	1月31日		ヒトラー政権獲得、ドイツで反ユダヤテロが活発化
1934			この年は手術なしで過ぎる。ヒンデンブルク死去、ヒトラー総統となる
1935	3月		集中的な電気凝固処置、しかし乳頭腫次第に増殖
	8月		手術→年末に再発
1936			増悪による手術、正式な癌告知
	8月		ベルリン・オリンピック
1937	4月19日	81歳	手術
1938	6月8日	82歳	亡命、ロンドン到着、シュール一家もロンドンへ亡命後、アメリカへ移住
	9月8日		最後の手術、ピヒラー、エクスナーら

西暦	日　付	年齢	経　過
1939	7月8日	83歳	シュール、ニューヨークよりロンドンへ海路到着、フロイト顎骨壊死進行、悪臭
	9月21日		シュール、フロイトにモルヒネ20mgを皮下注射、翌日同様の処置、フロイト昏睡
	9月23日		午前3時死去

著者紹介

小俣和一郎（おまた　わいちろう）

医師、医学博士、精神医学史家。

1950年東京都生まれ。1975年岩手医科大学医学部卒業、同年国立医療センター（現・国立国際医療センター）内科研修医、1976年名古屋市立大学医学部大学院入学（臨床精神医学専攻）、1980年同修了（医学博士）。1981～83年ドイツ連邦共和国給費留学生（ミュンヘン大学精神病院）。1986年医療法人財団・大富士病院（静岡県）副院長。1990～2015年上野メンタル・クリニック（東京都）院長。2002～2006年東京保険医協会理事。

主要著書：『ナチスもう一つの大罪』（1995年、人文書院）、『精神医学とナチズム』（1997年、講談社）、『精神病院の起源』（1998年、太田出版）、『精神病院の起源・近代篇』（2000年、太田出版）、『近代精神医学の成立』（2002年、人文書院）、『ドイツ精神病理学の戦後史』（2002年、現代書館）、『検証　人体実験』（2003年、第三文明社）、『精神医学の歴史』（2005年、第三文明社）、『異常とは何か』（2010年、講談社）、『精神医学史人名辞典』（2013年、論創社）、『精神医学の近現代史――歴史の潮流を読み解く』（2020年、誠信書房）など。

主要翻訳書：G・セレニー『人間の暗闇』（2005年、岩波書店）、W・グリージンガー『精神病の病理と治療』（共訳、2008年、東京大学出版会）、J・フォン・ラング『アイヒマン調書』（2009年、岩波書店）など。

精神分析《せいしんぶんせき》とナチズム——フロイト・反《はん》ユダヤ主義《しゅぎ》・ホロコースト

2022年6月10日　第1刷発行

著　者　小 俣 和一郎
発行者　柴 田 敏 樹
印刷者　田 中 雅 博

発行所　株式会社 誠 信 書 房
〒112-0012　東京都文京区大塚3-20-6
電話　03 (3946) 5666
http://www.seishinshobo.co.jp/

印刷／製本　創栄図書印刷㈱

ISBN978-4-414-42921-3 C1047　Printed in Japan

ADHD大国アメリカ つくられた流行病

アラン・シュワルツ 著
黒田章史・市毛裕子 訳

ＡＤＨＤ急増の裏で何が起きていたのか。医療関係者、製薬会社、マスコミ等を丹念に取材し、作られた大流行のからくりを暴き出すルポ。

主要目次
第Ⅰ部
第1章　そわそわフィリップの「算数のお薬」
第2章　コナーズ博士/他
第Ⅱ部
第5章　クリスティンの場合
第6章　ジャミソンの場合
第7章　みんなのADD/他
第Ⅲ部
第10章　ハイヤー・アンド・ハイヤー
第11章　人並み以下？/他
第Ⅳ部
第16章　あなたの脳が資本主義に晒されている
第17章　お近くのドクターのもとへ近日到来/他

A5判並製　定価(本体3500円+税)

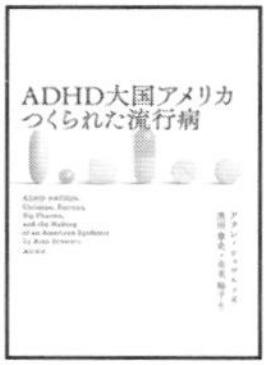

ビッグ・ゴッド

変容する宗教と協力・対立の心理学

アラ・ノレンザヤン 著
藤井修平・松島公望・荒川 歩 監訳

狩猟採集から大規模農耕社会への転換を、信仰をキーとして心理学、文化進化論、宗教認知科学を駆使し解明したエキサイティングな書。

目　次
日本語版への序文
■ビッグ・ゴッドの８原則
第１章　宗教の進化
第２章　超自然的監視者
第３章　天上からの圧力
第４章　私たちはビッグ・ゴッドを信じる
第５章　フリーライダー（ただ乗りする者）としてのフリーシンカー（自由思想家）
第６章　真の信仰者たち
第７章　大集団のためのビッグ・ゴッド
第８章　協力と競争の神
第９章　宗教的協力から宗教的対立へ
第10章　神なき協力

A5判並製　定価(本体3800円+税)

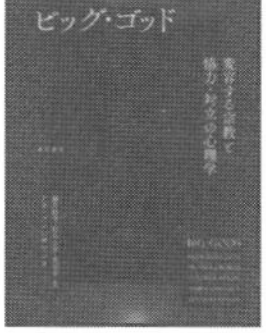